传统养生书系

传统足道
养生智慧

主编 张 勋 张湖德 曹启富

中国科学技术出版社
CHINA SCIENCE AND TECHNOLOGY PRESS
北京

图书在版编目（CIP）数据

传统足道养生智慧 / 张勋，张湖德，曹启富主编．—北京：
中国科学技术出版社，2018.1
ISBN 978-7-5046-7672-6

Ⅰ．①传… Ⅱ．①张… ②张… ③曹… Ⅲ．①足—按摩疗
法 Ⅳ．① R244.1

中国版本图书馆 CIP 数据核字（2017）第 226411 号

策划编辑	焦健姿　王久红
责任编辑	黄维佳
装帧设计	华图文轩
责任校对	龚利霞
责任印制	马宇晨

出　　版	中国科学技术出版社
发　　行	科学普及出版社发行部
地　　址	北京市海淀区中关村南大街 16 号
邮　　编	100081
发行电话	010-62103130
传　　真	010-62179148
网　　址	http://www.cspbooks.com.cn

开　　本	720mm×1000mm　1/16
字　　数	201 千字
印　　张	11
版、印次	2018 年 1 月第 1 版第 1 次印刷
印刷公司	北京威远印刷有限公司
书　　号	ISBN 978-7-5046-7672-6 / R · 2107
定　　价	29.50 元

编著者名单

主　编　　张　勋　张湖德　曹启富
副主编　　王铁民　张　煜　杨凤玲
编　者　　高延培　任晓燕　张　华
　　　　　宋一川　李鸿涛

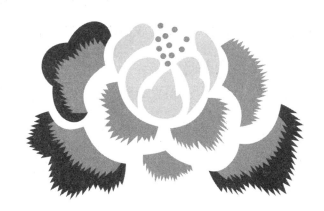

主编简介

张　勋　云南红河人，毕业于北京中医药大学，现为中国著名中医药学家、医学大师。深得当代国医大师王锦之、严正华赏识，对中药的道地性和推广中药的使用率做出了巨大贡献，收获颇丰，曾先后出版《吃出健康肾脏》等著作十余部。

张湖德　山东人，毕业于北京中医药大学，现为中央人民广播电台医学顾问，解放军卫生音像出版社特聘专家与顾问，中国老年营养与食品健康专业常委会顾问，医学科普作家，曾在中国50多家出版社出版过200余部著作，在100多种报纸上发表过5000多篇文章，代表著作有《中国养生宝典》《黄帝内经饮食养生宝典》等。

曹启富　山东人，毕业于北京中医药大学，现任中日医院心肾内科主任医师，教授，对常见的心脏及胃肠疑难疾病有较高造诣，发表论文数十篇，出版过著作几十部。

内容提要

　　本书为"传统养生书系"的一个分册，由十余位养生专家共同精心编写，其主要特色在于将中医传统经络系统与足反射区理论完美地融合在一起。编者详细介绍了足道养生疗病的传统穴位、传统功法、手法、方剂及足部反射区，内容比单纯反射区足疗更加丰富、翔实，还特别介绍了足道保健的手法，可供健康者选择使用。在养生经铺天盖地的今天，本书将为您展示更加个性化的中医传统养生理念，教您轻松掌握传统足道养生要诀，疏通经络气血一身轻松。全书共有 300 余幅插图，图文对照更易于读者掌握与操作。

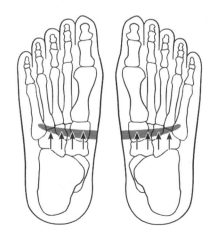

前 言

　　足疗是一种传统而又现代的保健手法。说它传统，是因为几千年来医家和养生家们对足部按摩保健都非常重视。中医经典著作《黄帝内经》中多处提到了按摩治病的原理，得出"痛则不通，通则不痛"的疏通经络气血的治病机制。中医按摩师们在患者足部触摸到有硬结、条索，或在敏感部位进行按揉，可使硬结逐步柔软，条索慢慢散开，经络就会逐渐通畅，阴阳趋于平衡，疾病隐患也就会消除。说它现代，是因为足底反射区疗法在西方兴起与风行正方兴未艾。尽管中西医理论基础、疗病机制不同，但不可否认的是，在足底经络穴位和足底反射区的对应上，有着惊人的一致性。这恰恰可以说明，足部按摩疗法是通用有效，老少咸宜的。实践证明，各种炎症、泌尿系统疾病、肠胃疾病、肝胆病、糖尿病，都是足底按摩疗法的适应证。足部按摩是一种方便实用、简单易学的技能。无论你对中医是否感兴趣，是否有中医理论基础，只要按照穴位和反射区的正确位置进行按摩操作，每天抽出十分钟的时间按摩你的双脚，一定可以远离疾病，获得健康。

张　勋　张湖德

目 录

第 1 章　传统足道养生

第 2 章　足部传统穴位

第 3 章　奇妙的足部反射区

第 4 章　足道按摩的方法

第 5 章　足道保健的顺序和手法

第 6 章　传统足道养生法

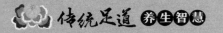

第7章 足道疗百病

第8章 足 浴

第 *1* 章
传统足道养生

　　历代养生学家都认为"足心宜常擦""足是人之底，一夜一次洗""每日洗脚，胜似吃药"。

　　俗话说：树枯根先竭，人老脚先衰。自古以来，传统医学认为脚为人的精气之根，只有脚才是人体总的精气之源。

　　人体十二经脉以足部为根本，其中，足部有六条经脉（三条阴经和三条阳经）与全身构成多种复杂联系，仅穴位就占全身1/3之多，脏腑功能的变化都能反应于足部。

　　传统足道养生有摸、按、搓、温、浴、走六种方法。

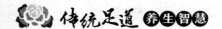

俗话说：树枯根先竭，人老脚先衰。自古以来，传统医学认为脚为人的精气之根，只有脚才是人体总的精气之源，是人体最为重要的组成部分。历代养生学家都认为"足心宜常擦""足是人之底，一夜一次洗""每日洗脚，胜似吃药"。人体十二经脉以足部为根本，其中，足部有六条经脉（三条阴经和三条阳经）与全身构成多种复杂联系，仅穴位就占全身 1/3 之多，脏腑功能的变化都能反应于足部。所以，指压养足、浴足煎汤、足道功法、走路健身的足道养生，是传承传统医学之精华，通过给予足部有效的良性刺激，从而激发精气、舒筋活络、泻病之实、补体之虚，起到调和人体阴阳平衡的目的，以此达到防治疾病、保健机体、延年益寿的作用。

足道养生是一种传统的保健方法，通过对足部的刺激，调整人体生理功能，提高免疫系统功能，达到防病、治病、保健、强身的目的。足部按摩是中医学的重要组成部分，距今两千多年前的经典医著《黄帝内经》中就详细介绍了全身的经络和腧穴，其中有许多是足部的穴位。足部穴位可反映及治疗全身多种疾病，通过对足部进行按摩、针灸等治疗，相应的内脏功能紊乱可以得到纠正，使人体恢复健康，减少疾病发生，起到保健延年的作用。

中医理论认为，人体足部有丰富的微血管和神经末梢，双足的穴位对人体的心、脾、胃等脏器有很大的影响。足部的穴位，是怎样影响到全身呢？

（1）促进血液循环。双足离心脏最远，代谢功能不好，于是足底存在循环的代谢废物，这些沉积物影响了末梢血循环，致使很多人，特别是老人和女性经常双足冰凉。通过按摩可驱散这些沉积物，使血循环畅通，再通过血液循环将这些废料带回肾脏，经排泄器官排出体外。

（2）足部按摩通过经络，在高一级的水平上调节肌肉、内脏和心血管的功能活动，使人体更能恰当地适应环境。

（3）足部按摩可以调节人体精神和睡眠活动、性功能、体温和进食活动，可以在高级的水平上调节心血管和内脏等植物性功能。

（4）足部按摩可以调节人的精神和心理活动，也可影响人的记忆力。

（5）在足底进行强烈按摩，在提高细胞组织代谢及镇痛方面均有着重要作用。

足部按摩与全身其他部位按摩有什么区别呢？中医学博大精深，各种养生方法，各有所长。因为足对延缓人的衰老的独特作用，也因为足部养生比较舒服、方便、简单易学，所以深受人们的喜爱。当然，足道养生也不是万能的，它在以下四个方面对人体有着较强的作用。

（1）泌尿系统：它担负着机体有毒物质的排泄和调节水盐代谢，维持酸碱平衡，保持身体内环境的相对稳定，肾脏还有产生生物活性物质的功能，例如产生促红细胞生成素和肾素等。足部肾、输尿管、膀胱、尿道这些重要反射区调节泌尿系统有独到之处。

（2）免疫系统：它排斥外来异物，和吞噬细菌，增强机体免疫力，是人体健康的卫士。上下身淋巴、胸部淋巴、脾、扁桃体、胸腺等反射区可以增强人体免疫能力。

（3）内分泌系统：它担负着整个机体微量元素和各种激素的分泌和调节，并与神经系统的功能活动互相调节和制约，共同组成神经体液、调节系统。对机体的代谢、生长、发育和生殖等重要功能起调节作用。脑垂体、副甲状腺、甲状腺、肾上腺、性腺等反射区可以促进腺体分泌。

（4）运动系统：它构成人体的基本轮廓具有运动、保护内脏和支撑身体的功能。椎管内的脊髓还具有神经传导、反射和造血的功能。颈椎、胸椎、腰椎、骶椎、尾骨等反射区有舒筋活血，镇痛止痛的效果。

足道养生有哪些方法呢？传统有六字诀：摸、按、搓、温、浴、走。

1．摸

休闲时，可以经常用手指触摸双脚的各个部位，如触摸到有硬结、条索，且用手按时感到明显酸、痛、麻、胀时，说明该处所对应的内脏器官已发生病变或功能不正常，应及时诊治。

2．按

《黄帝内经》中多处提到了按摩治病的原理，得出"痛则不通，通则不痛"的疏通经络气血的治病机制。在腿脚触摸到有硬结、条索且有敏感的部位，进行按揉，可使硬结逐步柔软，条索慢慢散开，经络就会逐步通畅，阴阳趋于平衡，疾病隐患也就会消除。足道养生特别要在按摩上下功夫。按摩的手法要正确，每晚用热水洗脚后,将腿屈膝抬起,脚心歪向内侧。按摩左脚心时用右手,按摩右脚时用左手,交替按摩,直到局部发红发热为止。动作要缓和、连贯,轻重要合适。刚开始速度要慢,时间要短,等适应后再逐渐加快按摩速度。在按摩脚心的同时,还要多活动脚趾。中医学认为,蹈趾是肝、脾两经的通路。多活动蹈趾,可舒肝健脾,增进食欲,对肝脾肿大也有辅助疗效。第四趾属胆经,按摩之可防便秘、肋骨痛;小趾属膀胱经,对泌尿生殖系统的保健有益。所以,足浴后按摩脚底、脚趾具有重要的保健医疗作用。尤其对神经衰弱、顽固性膝踝关节麻木痉挛、肾虚腰酸腿软、失眠、慢性支气管炎、周期性偏头痛、痛经及肾功能紊乱等都有一定的疗效或辅助治疗作用。

3. 搓

搓脚心是一种古老的健身术。经常搓揉脚心,特别是涌泉穴,可强身健体。涌泉穴是人体"足少阴肾经"中的一个重要穴位,具有滋阴补肾,颐养五脏六腑的作用。中医学认为"肾为先天之本",经常按搓涌泉穴,就能补精强肾,健体消疾。人的脚心上密布了许多血管,故国外医学专家把脚掌称为人的"第二心脏"。脚心上有无数的神经末梢与大脑相连,还有通往全身的穴位。老年人经常按摩脚心,可防止腿脚麻木、行动无力、脚心凉冷等现象。

4. 温

中医学认为"诸病从寒起,寒从足下生"。日常保持双足温暖,可预防疾病从脚底入侵。健康人脚尖为22℃左右,脚掌为28℃左右。若脚尖发凉,一般多为头部疾病,如头痛、头胀、失眠、脑部供血不足等疾病;若是足跟部冰凉,多为肾虚症状;若全足冰凉,多属下肢循环欠佳,气血双虚。在这种情况下,更要注意勿使足寒。足部保温的方法是:揉搓法,将双手搓热,再用手揉搓双脚,直到发热;温水泡洗法,每天坚持用热水泡脚;运动双足法,在坐卧时,注意活动十趾,使脚部运动起来。还可端坐于椅子上,把脚板平放在地上,先将脚跟轻轻提起保持5分钟,然后提脚至只剩下脚尖部分与地面接触,把脚放下,整套动作反复做10次。这些方法都可以保持足部的温度。

5. 浴

热水洗脚可防止寒从脚底入侵,还能促进末梢血液循环,保证人体新陈代谢功能的正常运转。洗脚能健脑安神、补肾健体、防治失眠,还能消除疲劳,恢复健康。我国民间流传着许多洗脚健身的说法,如"睡前洗脚,强似用药""热水洗脚,如吃补药"。我国人民在漫长的生活实践中,积累了多种多样的养生方法,其中最简便易行的要算是足浴养生了。

6. 走

生命在于运动,运动要靠双脚,"以步代车走,活到九十九"。走路是现代人最好的运动方式之一。

走路健身又健脑。我国自古就有"走为百练之祖"的健身经验谈,其中传统医学认为,双脚是人体的健康之根。走路可以刺激脚底穴位,能舒筋通络,活血顺气,强身健体。走路时,骨骼、肌肉、韧带、神经末梢都要参加运动,从而促进血液循环,调节大脑皮质的活动功能,促使身体各种激素分泌,使人心情愉悦。据医学杂志介绍,一周健步走 7 小时以上,可以降低 20% 乳腺癌、30% 心脏病和 50% 糖尿病的罹患率,而中老年人每天散步 2.4 公里以上,心脏病发作率将降低 50%。走路的减肥效果明显,每周坚持步行 27 公里的人平均体重减少 3.6 公斤。步行时,脚与地面相接触时,要有一个"抓地"动作,也就是脚趾内收,这样对脚和腿有促进微循环的作用。研究发现,以每分钟走 80 ~ 85 米的速度连续走 30 分钟以上时,防病健身作用最明显。

有人总结走路的六大益处如下。

(1)增强心肺功能。长期坚持每日步行 6000 步以上,可以增强心肺功能,改善血液循环,预防动脉硬化等心血管疾病,以及感冒等呼吸道疾病。步行还可降低血压、控制血糖,预防糖尿病。

(2)减轻体重。步行可促进消化液分泌,早餐后步行可加快消化和吸收,帮助代谢系统维持正常工作,从而保持良好的体形。快步行走是最简便、最经济的有氧代谢运动。步行是最安全、最佳的运动和减肥方式。

(3)能够缓解压力。多用双脚,能改善体内自律神经的操控状态,让交感神经和副交感神经的切换更灵活,有助于缓解压力和解除忧虑,使大脑思维活动变得更加清晰、活跃。提高工作效率。

(4)防治脊椎疾病。步行时如果伴以昂首远望、抬头挺胸、双肩大幅摆动,有助于调整长期伏案的姿势,防治颈椎疾病。因为头部重量约占体重的 1/10,由颈椎与覆盖颈部到背脊的肌肉所支撑,如果驼背或姿势不良,肩胛肌的负担过重,肩膀和颈椎就容易僵硬酸痛。

（5）有助于睡眠。每天坚持走路，可提高夜间睡眠质量。

（6）预防骨质疏松。经常步行可增加钙的沉积，减少钙的流失，从而使骨骼变得强健，降低患骨质疏松的可能性。

第2章
足部传统穴位

　　我们的祖先认为，六脏六腑，每一个都连接着一条经络。再加上督脉和任脉，人体共有 14 条经脉循行。经络内联脏腑，外接四肢。其中终止或起始于足部的就有6条。

　　肝经脾经脚大趾，揉揉疏肝又健脾。

　　胆经起于脚四趾，调节情志治便秘。

　　小趾走行膀胱经，生殖泌尿腰腿疾。

　　肾经起自脚底心，涌泉强肾宜搓洗。

我们的祖先认为，人体有六脏，就是心、肝、脾、肺、肾，外加心包；人体还有六腑，就是胃、小肠、大肠、膀胱、胆，外加三焦。这六脏六腑，每一个都连接着一条经脉。再加上督脉和任脉，人体共有 14 条经脉循行。经络内联脏腑，外接四肢。其中终止或起始于手上的经络有 6 条，起始或终止在足部的也有 6 条。有一首歌诀是这样说的：肝经脾经脚大趾，揉揉疏肝又健脾。胆经起于脚四趾，调节情志治便秘。小趾走行膀胱经，生殖泌尿腰腿疾。肾经起自脚底心，涌泉强肾宜搓洗。

1. 足阳明胃经

足阳明胃经起于鼻，沿面颊，到耳前。循发际，到头维。又从颈部下到乳房，再到腹部。沿腿直下，最后止于脚第二趾外侧。足阳明胃经共 45 穴，足疗时我们常用的有足三里、上巨虚、下巨虚、丰隆、解溪、陷谷、内庭、厉兑等（图 2-1）。

胃位于膈下，上接食管，下通小肠。胃上部称上脘，中部称中脘，下部称下脘，合称胃脘。胃的主要功能是受纳、腐熟水谷和主通降。胃又称水谷之海，胃气强弱决定胃的受纳能力。胃气强健则善纳，机体气血充足。胃气虚弱则消化能力不足。腐熟就是水谷经胃初步消化成食糜，腐熟水谷的功能有赖胃的阳气，人体后天补给，取决于胃气的盛衰。胃气弱，会有纳呆、厌食、胃脘胀闷、胃痛、吞酸、腹泻、肠鸣等症状。胃还主通降，食物经胃腐熟以后，入小肠，清者吸收，浊者下移大肠，排出体外。胃以降为顺，若胃失通降，胃气郁滞，导致脘胀食滞，大便秘结，胃气上逆，嗳气、呕吐，恶心，呃逆。

《灵枢·经脉》认为：足阳明胃经有了异常就表现为下列病症：颤抖发冷，喜欢伸懒腰打哈欠，面黑。病发时，厌恶他人和火光，听到声音就心惊，独自关闭户门、遮塞窗户而睡。胸膈部响，腹部胀满。还可发为小腿部的气血阻逆，如厥冷、麻木、酸痛等症。

足阳明胃经的穴能主治有关"血"方面所发生的病症：躁狂，疟疾，温热病，自汗出，鼻塞流涕或出血，唇生疮疹，颈部肿，喉咙痛，大腹水肿，膝关节肿痛；沿着胸前、乳部、腹股沟部、大腿前、小腿外侧、足背上均痛，足中趾不能运用。胃病常见症状及其发生机制如下。

（1）嗳气、呃逆、恶心、呕吐：多由胃失和降，胃气上逆，发为嗳气、恶心、呕吐等。

（2）胃脘胀痛：多由情志抑郁，或宿食停滞，从而导致胃气郁滞，升降失职，气机阻塞不通，不通则痛，故发胃脘胀满而痛。

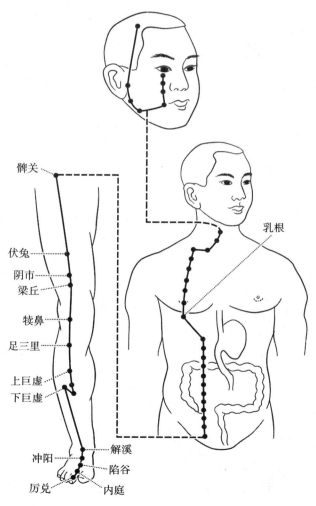

图 2-1　足阳明胃经

（3）消谷善饥：多由胃热炽盛，腐熟功能亢进，水谷消化加速所致。

（4）胃脘嘈杂：多由胃热（火），或胃阴亏损，虚热内生，胃腑失和所致。

（5）纳呆食少：多由胃气虚弱，腐熟功能减退，和降失职所致。 对于脾胃的保养有 12 个字，即"动为纲，素为常，酒少量，莫愁肠"。

足三里

部位：在膝眼下三寸，胫骨外侧大筋内。

取穴：正坐屈膝，以本人手掌按在膝盖上，指抚于膝下胫骨，中指落着点，外一横指的凹陷处（图 2-2）。

主治：足三里穴是胃经的要穴，调理脾胃，和肠消滞，清热化湿，降逆利气，扶正培元。主治头晕、目眩、中风、瘫痪、口眼㖞斜、胃寒、腹胀、胃痛、腹泻、感冒、瘾疹、月经不调、大便不利、膝腿酸痛、麻痹、贫血、高血压、肝病、哮喘、神经衰弱、高脂血症、过敏性疾病、生殖系统疾病等。 此穴是养生保健要穴，有病可治病、无病亦强身。

丰隆

部位：在小腿前外侧，外踝上八寸。

取穴：外踝上八寸，凹陷中取穴（图 2-3）。

主治：此穴和胃气，化痰湿，清神志。主治便秘、眩晕、慢性气管炎、高血压、高脂血症、哮喘、腹胀疼痛、呕吐、风痰壅盛。

解溪

部位：在足跗骨关节上，日常系鞋带处凹陷中。

取穴：小腿与足背交界处的横纹中央凹陷处（图 2-4）。

主治：此穴理脾，化湿，清胃热。主治头痛、面赤、脚腕扭伤、头面浮肿，足膝痿痹。

冲阳

部位：足背最高处，足背动脉搏动处。

取穴：从第 1、第 3 跖骨接合处微前，有动脉处，凹陷中取之。

主治：此穴扶土化湿，和胃宁神。主治腹胀、胃脘痛、额痛、四肢不举、口眼㖞斜、脉管炎、面浮肿、上齿痛、脚背红肿。

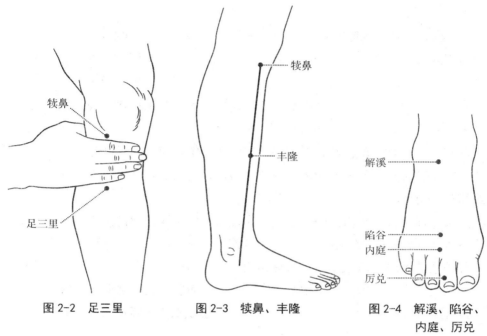

图2-2 足三里　　　图2-3 犊鼻、丰隆　　　图2-4 解溪、陷谷、
　　　　　　　　　　　　　　　　　　　　　　内庭、厉兑

陷谷

部位：足背，次趾外间后凹陷中。

取穴：足背第2、第3跖骨结合部前方凹陷处（图2-4）。

主治：此穴行水，利气。主治发热、季胁痛、目赤、肠鸣、腹泻。

内庭

部位：足次趾外间凹陷中。

取穴：当次趾与中趾合缝处之上际凹陷中取之（图2-4）。

主治：此穴清胃热，化积滞。主治齿痛、鼻衄、口歪、口臭、喉症、腹胀、泄泻、便秘、发热、烦躁、食不化、小便出血、肠鸣、耳鸣、三叉神经痛、急慢性肠炎。

厉兑

部位：足次趾之端外侧去爪甲根一分。

取穴：第2趾尖端外侧，离趾甲根一分（图2-4）。

主治：此穴清胃热。主治呃逆、呕吐、食欲不振、晕船晕车、齿痛、喉症、多梦、腹胀、发热、鼻衄、足寒、梦魇、神经衰弱、扁桃体炎、昏迷。

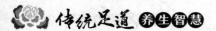

2. 足太阴脾经

足太阴脾经起于蹞趾的隐白穴。经脚踝上行至腿部,经腹部至腋下,共21穴。足疗常用的穴位是:隐白穴、公孙、商丘、大都、太白、三阴交、地机、阴陵泉（图2-5）。

足太阴脾经少气多血,脾位于中焦,在膈之下,脾主运化水谷精微,为人身气血生化之源,故被称为"仓廪之官""后天之本"。

脾气主升,具有运化水谷、水湿之功,并能统摄血液,是消化系统的主要脏腑之一。其在志为思,在液为涎,在体合肌肉、主四肢,其窍为口,其华在唇。其经脉与胃相连,形成表里关系。

脾喜燥而恶湿。在治疗脾虚湿滞的病证时,宜用燥湿化湿之品。脾为气机升降之枢纽。五脏之精,悉运于脾,脾旺才能清气上升布散。若脾虚气弱,枢机不利,则种种病变莫不由之而生。脾与长夏相应。春夏属阳,秋冬属阴,而长夏季节居于夏秋之交,为阴之始。长夏季节,湿气当令,而脾为至阴之脏,故脾气旺于长夏,脾病则在长夏季节可以好转,但长夏湿气过盛,又容易损伤脾主运化。"运",

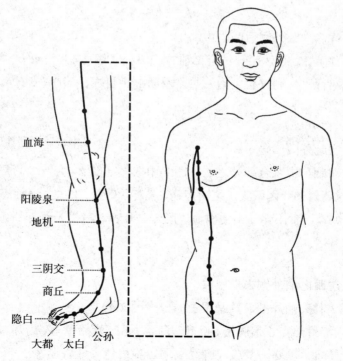

图2-5 足太阴脾经

有运输、布散之意，例如体内各种精微物质的运输布散等；"化"，有变化、消化、化生之意，主要指饮食的消化和水谷精微的吸收等。脾主运化就是将水谷消化成为精微物质并将其运输、布散到全身。这些功能需胃和小肠等的配合，但主要以脾为主。脾的运化功能可分为运化水谷和运化水湿两个方面。由于脾为后天之本，故在防病和养生方面，也有十分重要的意义。金元时代著名医家李东垣，在其《脾胃论》中指出："内伤脾胃，百病由生。"因而在日常生活中，不仅要注意饮食营养，而且更要注意保护脾胃。

脾气主升。若脾的升清作用失职，则会出现头晕、目眩等症状。若清阳不升，清浊不分，混合下注，可发为遗精，带下，腹胀，腹泻，若久泄不愈，又常伴有身倦无力、气短、懒言等症状。

脾主统血。若脾气虚弱，统血功能失职，血液运行将失其常规而逸出脉外，以致出血，如便血、尿血、皮下出血等。脾"在窍为口，其华在唇"。脾开窍于口，是指人的饮食、口味等与脾的生理功能有关。若脾气健运，则食欲旺盛、口味正常。反之，若脾有病变，则容易出现食欲的改变和口味的异常，如食欲不振、口淡乏味等。若湿困脾气，则可出现口甜、口黏的感觉。口唇的色泽不但是全身气血盛衰的反映，又与脾运化功能是否正常有密切的关系。脾失健运，气血旺盛，则口唇红润，有光泽。若脾虚不运，气血不足，则唇淡白不泽，或者面色萎黄。

患足太阴脾经疾病者，主要反映在胃肠系统，有下列病候：舌根强硬、食后呕吐、胃痛、腹胀、嗳气、便后或排气后腹中宽舒、身体笨重、面目发黄、强迫久立则股膝内侧肿胀。

脾经的穴位主治概要：脾胃病，妇科病，前阴病及经脉循行部位的其他病证，如胃脘痛、食则呕、嗳气、腹胀、便溏、黄疸、身重无力、舌根强痛、下肢内侧肿胀、厥冷、蹞趾运动障碍等。

隐白

部位：在蹞趾内侧端。

取穴：蹞趾内侧去爪甲1分（图2-6）。

主治：此穴调血统血，扶脾温脾，清心宁神，温阳回厥。月经过时不止，月经过多，腹胀，胃寒，呕吐，心烦，小儿惊风，腹泻，高血压，脑出血，半身不遂。此穴是治疗失血病的主穴，适用于吐血、咯血、鼻出血、胃出血、子宫出血等。

大都

部位：足内侧蹬趾，跖趾关节前。

取穴：蹬趾内侧，跖趾关节前骨缝赤白肉际凹陷中。

主治：此穴健脾，化湿，止泄。主治胃痛、便秘、腰痛、腹胀、食谷不化、脾胃虚寒。

太白

部位：足内侧蹬趾骨后凹陷中。

取穴：第1跖骨内缘前方，赤白肉际取之。

主治：此穴扶脾，和中焦，调气机，助运化。主治胃痛、腹泻、湿疹、痔、便秘、身重骨酸、糖尿病、腹胀、呕吐、食谷不化。

公孙

部位：足内侧，在蹬趾骨前下方凹陷处。

取穴：正坐屈膝或仰卧，按足背最高点，向内侧移下，在骨边凹陷中取之（图 2-6）。

主治：此穴扶脾胃，理气机，调血海，和冲脉。主治出汗、呕吐、腹胀、多饮、胃痛、肋胀、食不化、头晕、心悸、消化系统溃疡、急慢性肠炎、痛经、足趾麻痛、胸腹痛、呕吐、无食欲。

商丘

部位：足内缘下微前凹陷中。

取穴：足内缘前下方5分，在足踝的横纹端。当中封穴与内踝之间凹陷中取之（图 2-6）。

主治：此穴健脾，化湿，清神。主治胃痛、溏泄、便秘、乳痈、痔疮、不育、脾积痞气、食谷不化、小儿惊风、喉症、烦心、梦魇。

三阴交

部位：内踝上3寸。

取穴：正坐或仰卧，于内踝上3寸胫骨后沿处取之（图 2-6）。

主治：此穴补脾，助运化，通气滞，疏下焦，调血，祛风湿。主治痛经、减肥、手脚冰凉、更年期综合征、各种妇科疾病、胃酸、食欲不振、泌尿系疾病、睾丸炎、急慢性胃炎、阳痿、遗精、遗尿、高血压、失眠、湿疹、荨麻疹、神经衰弱、脾胃虚弱、月经不调、男子梦遗、心腹胀满、生殖系疾病、小儿尿床、夜眠不安等。

地机

部位：小腿内侧，阳陵泉穴下 3 寸。

取穴：足内踝尖至阳陵泉连线，阴陵泉下 3 寸取之（图 2-7）。

主治：此穴行气和胃，利水消肿，调经止遗，降低血糖。主治腹胀腹痛、月经不调、痛经。

阴陵泉

部位：小腿内侧，膝下内侧胫骨下凹陷中。

取穴：在内踝上缘上 12 寸，或者内膝眼下 2 寸处，正与阳陵泉相对略低些。

主治：此穴运中焦，化湿滞，调膀胱，祛风冷。主治肾炎、腹水、尿闭、肠炎、遗精、腰酸腿痛、胁下满、水肿腹坚、小便不利、膝痛。

血海

部位：正坐屈膝，膝盖骨内缘上 2 寸。

取穴：大腿内侧，从膝盖骨内侧的上角，上面有筋肉的沟，一摁就觉得酸痛的地方（图 2-8）。

主治：此穴调血清血，宣统下焦。主治更年期综合征、痛经、功能性子宫出血、荨麻疹、湿疹、皮肤瘙痒、贫血、月经不调、膝痛、崩中漏下、瘾疹。

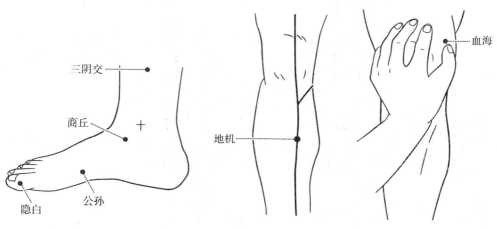

图 2-6　三阴交、隐白、公孙、商丘　　　　图 2-7　地机　　　　图 2-8　血海

3. 足太阳膀胱经

足太阳膀胱经起于眼内角的睛明穴,向上到头顶,从枕、项部往下行,分成两支,从背部下到腘,合成一支,直至小趾端外侧,共有 67 穴。足疗常用承山、飞扬、昆仑、申脉、至阴、京骨等（图 2-9）。

《素问·灵兰秘典论》说:"膀胱者,州都之官,津液藏焉,气化则能出矣。"州即洲,都即渚。洲渚是指水液可居之处,津液则指尿液而言。人体水液在代谢过程中,通过胃、小肠、脾、肺、三焦诸脏腑的作用,将津液运送全身濡养机体,其浊液下输于肾,通过肾将部分浊液变成尿液渗入膀胱并潴留,当尿液达到一定容量时,再通过膀胱由尿道排出体外。故膀胱具有贮存和排泄尿液的功能。

膀胱受肾的功能控制和调节。其功能是接受、贮藏和排出尿液。尿生成于肾,

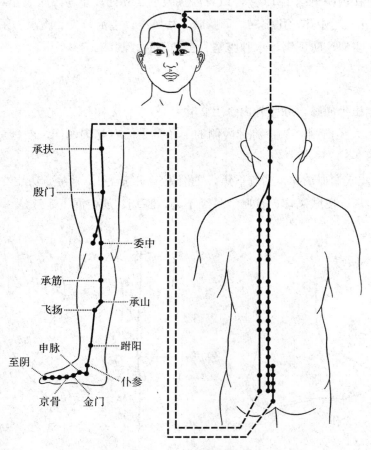

承扶
殷门
委中
承筋
飞扬　承山
申脉　　跗阳
至阴　　　　仆参
京骨　金门

图 2-9　足太阳膀胱经

肾与膀胱相表里，若肾的功能失常，影响到膀胱，膀胱约束失常，就会出现遗尿或淋漓不尽等。膀胱有热又会出现尿闭或小便赤涩淋痛，甚则尿血等症。肾中精气充足，则膀胱开合有度，固摄有权，人体水液代谢正常。若膀胱湿热蕴结，也可出现排尿异常，如尿频、尿急、尿痛、血尿、尿有砂石等。

承山

部位：腓肠肌分肉间凹陷中。

取穴：俯卧，下肢伸直，足掌挺而向上，腓肠部出现"人"字纹，从其尖下凹陷中取之（图2-10）。

主治：腿肌痉挛、痔疾、便秘、腹痛、腰背痛、食欲不振、腿脚疲劳。

飞扬

部位：外踝上7寸。

取穴：正坐垂足，从外踝直上7寸，离承山外斜下1寸取之（图2-10）。

主治：腰痛、脚痛、头痛、痔疾、目眩。

昆仑

部位：足外踝后，跟骨上凹陷中。

取穴：正坐垂足，从外踝骨后5分取之。或外踝后方，外踝尖与跟腱之间的凹陷处（图2-10）。

主治：腰痛不能俯仰，脚痛不能履地，胞衣不下、头痛、高血压、眼痛、怕冷、腹气上逆、结石、下痢。是足太阳经要穴。孕妇禁用。

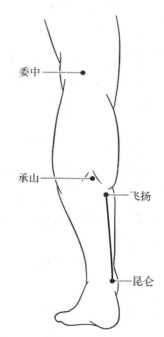

图2-10 委中、承山、飞扬、昆仑

申脉

部位：在足外踝下5分凹陷中。

取穴：外踝直下5分，前后有筋，其穴在中间（图2-11）。

主治：头痛、眩晕、腰脚酸痛、怕冷。

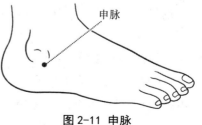

图2-11 申脉

京骨

部位：足外侧，第5跖骨粗隆下，赤白肉际凹陷中。

取穴：俯卧，按取足部的外侧跖骨之凸起部，在其下方，赤白肉际凹陷中（图2-12）。

主治：癫痫、头痛、项强、目翳、鼻出血、腰背痛、膝痛、善惊。

束骨

部位：足外侧，足小趾外侧第5跖趾关节后，赤白肉际凹陷中。

取穴：按小趾外侧本节后凹陷中取之（图2-12）。

主治：项强、腰扭伤、头痛、目眩、腰腿痛。

通谷

部位：足外侧，足小趾第5跖趾关节前方。

取穴：小趾外侧第5跖趾关节前凹陷中，横纹端凹陷中取之。

主治：关节风湿痛、头痛、项强、目眩、鼻衄。

至阴

部位：在足小趾末节外侧，去爪甲角约1分。

取穴：从足小趾外侧，去爪甲角0.1寸取之（图2-12）。

主治：小便不利、风寒头痛、鼻塞、目痛、胎位不正。

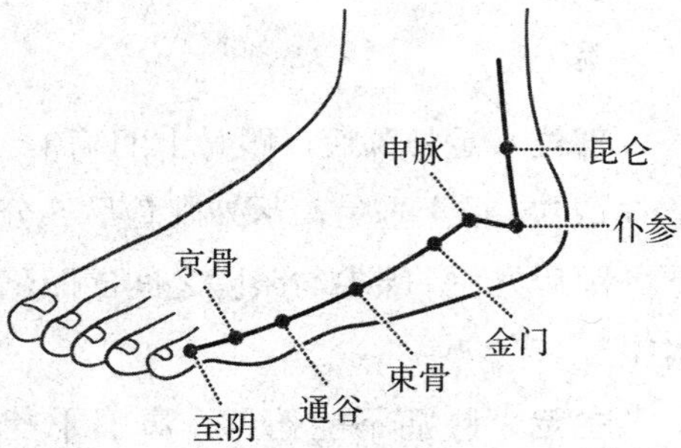

图 2-12　昆仑　金门　京骨　束骨　至阴

4. 足少阴肾经

足少阴肾经起于足心，循内踝之后向上，经腹部至颈下，共27穴。足疗常用的穴位有涌泉、然谷、照海、水泉、大钟、太溪、复溜、筑宾、阴谷等（图2-13）。

肾藏精，主作强。肾对于人的精力是否充沛起着积极作用。肾虚则脑晕，耳鸣，目昏，腰痛，懒怠。肾是男子的先天之本，故性欲衰退、肾虚早泄等均与肾有关。中医认为，肾有两个，左者为肾，右者为命门，肾主阴，命门主阳。

在生理功能上，肾主水，能调节体液平衡。正常肾的阴阳是平衡的，尿液排泄正常。如果阴虚阳盛，则尿量增多，反之则尿量减少。

肾主骨，生髓，通脑。肾气不足，则智力减退，骨软无力，腰酸屈背，牙齿不固。因为肾主骨，齿为骨之余，肾气亏则齿不坚。

肾其华在发，发的生长荣润与枯槁，与肾气盈亏有关。肾开窍于耳及二阴，肾亏的人常常出现耳鸣、耳聋的症状。二阴指前阴和后阴，后阴指肛门，肾阴虚，大便秘结，肾气不固则久滞。

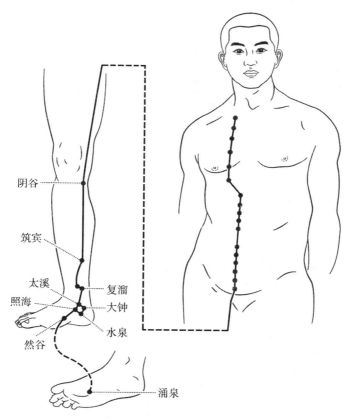

图 2-13　足少阴肾经

涌泉

部位：足心凹陷中。

取穴：足底去跟，在足掌之中央凹陷处（图 2-14）。

主治：此穴泻热，降火，开窍，苏厥。主治眩晕、焦躁、糖尿病、鼻炎、神经衰弱、精力减退、倦怠、妇科诸症、失眠、多眠、高血压、更年期综合征、怕冷、脑出血后遗症、膀胱炎、黄疸、头痛、小儿抽搐。

然谷

部位：脚内侧缘，皮肤颜色深浅交界处。

取穴：在内踝之前舟骨粗隆下方赤白肉际处，公孙穴后1寸。

主治：此穴泻热，消胀，宁神。主治扁桃体炎、咽喉炎、膀胱炎、糖尿病、功能性子宫出血、遗精、不孕、足跗肿、不能履地。

太溪

部位：足内踝后，跟骨上凹陷中。

取穴：足内侧，从足内踝后方与跟骨筋腱之间凹陷中取之（图2-15）。

主治：此穴益肾，降火。主治支气管炎、手脚冰凉、月经不调、关节炎、精力衰退、手脚无力、风湿痛、脱发、咽喉炎、腮腺炎、肾虚诸症、阳痿、牙龈痛。此穴为足少阴经上的要穴。

照海

部位：足内踝下4分。

取穴：当内踝直下骨尽处凹陷中（图2-15）。

主治：此穴养阴，宁神，利咽。主治月经不调、肾炎、前列腺炎、高血压、失眠、足跟痛、咽干、咽痛、大便秘结。

复溜

部位：足内踝上2寸。

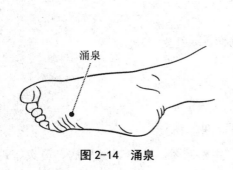

图2-14 涌泉

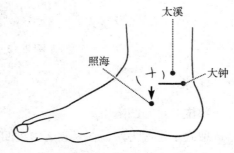

图2-15 太溪、大钟、照海

取穴：小腿内侧，内踝中央上 2 寸取之（图 2-16）。

主治：此穴理肠，益肾，利水，止汗。主治神经衰弱、精力衰退、记忆力减退、手脚冰凉、肾炎、泌尿系统感染、功能性子宫出血、足跟痛、水肿、腰背痛、盗汗、肾虚诸症。

阴谷

部位：膝内侧大筋下小筋上。

取穴：从腘横纹内侧端取之，小筋与大筋之间凹陷中（图 2-17）。

主治：此穴理下焦，除胀满。主治出汗多汗、妇女月经过多、带下、小便黄、阳痿、阴囊湿疹、胃痉挛、膀胱炎、阴道炎、膝股内侧痛。

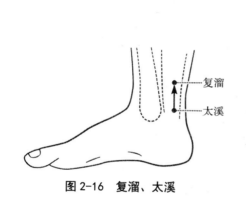

图 2-16 复溜、太溪

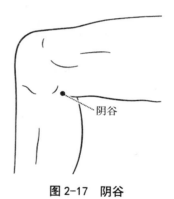

图 2-17 阴谷

5. 足少阳胆经

足少阳胆经起于外眼角，上抵头角，下至耳后，循颈行至肩上，下行至腋下、季胁，至臀，从腿侧直下脚外踝，止于第四趾外侧，共 44 穴。足疗常用阳陵泉、阳交、光明、悬钟、丘墟、足临泣、地五会、足窍阴等（图 2-18）。

中医学认为，胆为清净之腑，主决断。胆与肝为表里，就是我们常说的"肝胆相济"。肝主谋虑，胆主决断。如果谋虑过重，不能决断，则会在忧虑、恐惧、犹豫中挣扎，身心难以条达。

胆火偏亢，则出现急躁易怒、头胀、胸闷、胁痛、口苦、呕吐苦水等。此外，胆还有调节精神情志的功能。如胆怯、善恐、易惊、睡卧不宁等。出现这些症状，按摩胆经，多可祛病。特别是阳陵泉、足临泣这些穴位。

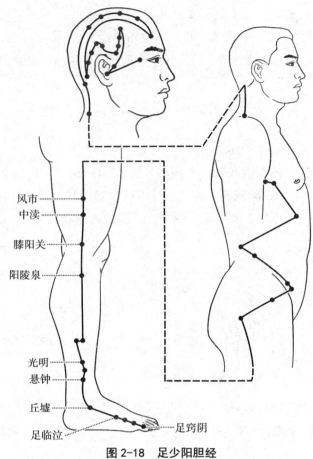

风市
中渎
膝阳关
阳陵泉
光明
悬钟
丘墟
足临泣
足窍阴

图 2-18　足少阳胆经

阳陵泉

部位：腓骨小头之前下方凹陷中。

取穴：正坐屈膝垂足，从膝关节外边向下能摸到一个小圆的骨突起，叫腓骨小头，本穴在腓骨小头的前面稍下一点的凹窝处（图 2-19）。

主治：此穴疏泄肝胆、清热祛湿、舒筋健膝。主治抽筋、腰酸、胃溃疡、坐骨神经痛、胆囊炎、胆结石、高血压、遗尿、慢性胃炎、肝炎、便秘、落枕、肋间神经痛、耳鸣、耳聋、半身不遂、腿痛、膝痛、麻痹。

光明

部位：足外踝上 5 寸。

取穴：小腿外侧，从外踝尖直上 5 寸，近腓骨前缘处（图 2-20）。

主治：此穴通络，明目。主治眼目昏花、视物不清、畏光、偏头痛、乳房胀痛、足冷、视神经萎缩、目赤、膝痛。

悬钟

部位：靠腓骨后缘。

取穴：小腿外侧，从外踝尖直上4横指（图2-20）。

主治：此穴泻胆火，清髓热，舒筋脉。主治腹满、胃热、热病汗不出、喉症、颈项强、落枕、偏头痛。

丘墟

部位：足背外踝前下方。

取穴：在外踝前缘直下线与下缘平齐横线的交叉点上，正当中一个凹窝中（图2-20）。

主治：此穴舒筋，利胸胁，明目，清热。主治目痛、目视不明、目疾、胆囊炎、胆结石、高血压、胸胁痛、膝酸、麻痹，按摩此穴可使头脑清晰，情绪稳定，缓解心烦意乱。

足临泣

部位：足背外侧，第4足趾、小趾跖骨夹缝中。

取穴：第4、第5跖骨底结合部的前方，小趾伸肌腱外侧（图2-21）。

主治：头痛，目外眦痛，目眩、乳痈、瘰疬、胁肋痛，疟疾，中风偏瘫，痹痛不仁，足跗肿痛。胆经头痛、腰痛、肌肉痉挛、眼疾、胆囊炎、中风、神经官能症等。

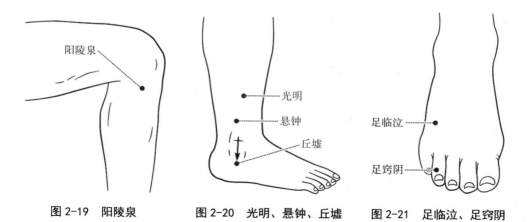

图2-19 阳陵泉　　图2-20 光明、悬钟、丘墟　　图2-21 足临泣、足窍阴

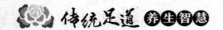

足窍阴

部位：在足第 4 趾末节外侧。

取穴：正坐位或仰卧位，于足第 4 趾趾甲角根部划一水平线，再于第 4 趾趾甲角外侧划一垂直线，两线之交点即为足窍阴所在（图 2-21）。

主治：①近治作用，如足跗肿痛。②远治作用，如目赤肿痛、耳鸣、耳聋、咽喉肿痛、头痛、胁痛。

6. 足厥阴肝经

足厥阴肝经起于跗趾，从脚背向上，沿腿内侧，转而至腰，至于肋。共 14 穴。足疗常用大敦、行间、太冲、中封、曲泉（图 2-22）。

中医学认为，肝藏血，主谋虑。肝性刚强，故又有"将军"之称，当人受到精神刺激、郁闷时，往往影响肝的正常功能而发生胁痛、血压升高、头胀等症状。因此，肝喜条达而恶抑郁。肝开窍于目，眼病多与肝有关。中医治眼病，多从治肝入手。肝主筋，其华在爪。爪包括指甲和趾甲，爪为筋之余，肝血的盛衰，常反应于爪甲，肝血充足，爪甲坚韧，光泽而红润，肝血不足，爪甲苍白，软薄，变形，脆裂。

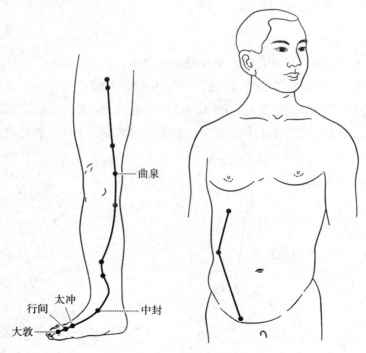

图 2-22　足厥阴肝经

肝多数是"火气旺盛"，但也有肝气不足的时候；"肝藏魂"，当肝气虚弱时，人的情志活动随之变化，出现惊恐怕事、情绪消沉、精神恍惚等证候。

肝是女子的先天之本，故调经、孕育必须重视肝的调理。女子心情抑郁，生闷气，会伤肝，出现月经不调、错前错后、闭经、经血发暗等。

肝经中常用的是行间和太冲，肝气郁结，胁肋胀痛，心志不舒，按摩行间和太冲，常揉会有效。

大敦

部位：蹞趾端，距爪甲1分。

取穴：蹞趾外侧，趾背上（图2-23）。

主治：此穴疏肝，理血，清神。主治目眩、腹痛、季肋痛、怕冷、缓解焦虑、血尿、腹胀、遗尿、遗精、月经过多、便秘、小儿惊风、睾丸炎、睾丸偏坠，疝气痛。

行间

部位：在足背侧，蹞趾与第2趾之间。

取穴：在蹞趾与第2趾的趾缝后约5分的地方，第1、第2跖趾关节，稍微靠蹞趾的地方（图2-23）。

主治：此穴清肝明目，息风镇惊。主治宿醉不适、眼痛、腿抽筋、夜尿、肝病、肋间神经痛、月经过多、小儿近视、高血压、功能性子宫出血、睾丸炎、乳腺增生、茎中痛、胁痛、失眠。

太冲

部位：在足背，行间后2寸。

取穴：在行间上1寸5分处，当第1、第2跖趾关节的连接部。以手指沿蹞趾、次趾夹缝向上移，压到感觉动脉搏动即是（图2-23）。

主治：头项痛、呕吐、肝区痛、阳痿、早泄、白带淋浊、疝气痛、风湿痹症、小儿受凉、眼疾、牙疾，按摩此穴可治疗消化系统疾病、呼吸系统疾病、生殖系统疾病。

中封

部位：足背侧，足内踝前1寸凹陷中。

取穴：与内踝尖平齐的内踝前缘处，与脚弯前面靠内踝侧一条大筋的中间（图2-23）。

主治：此穴清泄肝胆，通利下焦，舒筋通络。主治遗精、阳痿、腰痛、尿闭、腹胀、足冷。

曲泉

部位：膝内侧部。

取穴：屈膝时，膝内侧横纹上方，股骨内上髁后缘，半腱肌、半膜肌止端前缘凹陷处（图2-24）。

主治：小腹痛、泄泻、遗精、阳痿、阴痛、阴挺、阴痒、小便不利，癃闭、㿉疝、女子疝瘕、目眩痛、不嗜食、阴股痛、膝胫痛、身热汗不出、狂病。

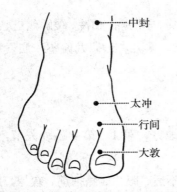

图2-23　大敦、行间、太冲、中封

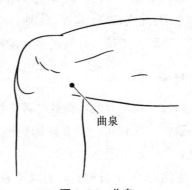

图2-24　曲泉

7. 经外奇穴

在经外奇穴中，与足疗有关的穴位有如下几个。

足太阴

取穴：足内踝下缘后，约1寸凹陷中，太溪穴下方微前。
主治：糖尿病。

足厥阴

取穴：脚掌上足踇趾侧正中线，跖趾关节处。
主治：糖尿病。

八风

取穴：本穴在足背5个足趾缝间，一足4穴，两足共8穴（图2-25）。

主治：头痛、足背肿痛、脚软无力、月经不调。

失眠

取穴：位于足后跟部正中点（图2-26）。

主治：失眠、脚底痛、神经衰弱。

脑清

取穴：小腿侧远端，胫骨前外嵴外缘，踝关节前横纹中点直2寸，解溪穴直上2寸（图2-27）。

主治：头晕、健忘、失眠、神经衰弱。

降压

取穴：足背部，蹈趾腓侧爪甲角1分处，大敦穴与太冲穴连线中点。

主治：高血压、头晕、头胀。

前后隐珠

取穴：足跖部，涌泉穴前后各5分处。

主治：心悸、高血压。

华佗

取穴：蹈趾胫侧缘与爪甲根相平，距爪甲5分处，隐白穴下4分。

主治：鼻疾。

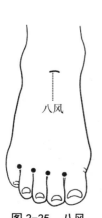

图2-25　八风

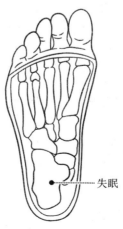

图2-26　失眠

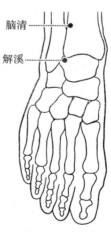

图2-27　脑清

第 *3* 章
奇妙的足部反射区

　　反射区与穴位的不同之处在于，它大多不是一个点，而是一片区域，可以是一个范围，或是一条线。

　　足部除了传统穴位以外，还有足部反射区。比起其他反射区按摩，足部按摩更轻松、更方便、更舒服、更简单，更易使人接受。手法上较常使用推、拿、按、揉、搓等。

人体的经络相当复杂，"经"似地上的长江大河，"络"似江河之间的溪流沟壑，上下衔接，左右贯通，周流不息，循行无端。经络和脏腑，有着不可分割的关系，经络养生，更注重的是人体的整体性。这种整体性，给了人体反射区研究的空间。人们发现，人体体表有很多反射区，比如耳、头皮、手、足。十二经有六经起止于手，有六经起止于足。中医有一个口诀：手之三阴，从脏走手，手之三阳，从手走头；足之三阳，从头走足，足之三阴，从足走脏。足部除了传统穴位以外，各经脉之间，各穴位之间，各脏腑之间都密切相连。足部反射区由此而起，比起其他反射区按摩，足部按摩更轻松、更方便、更舒服、更简单，更易使人接受，因此这种方法得到了广泛传播和欢迎。

下面介绍足部的主要反射区，反射区与穴位的不同之处在于，它大多不是一个点，而是一片区域，可以是一个范围，或是一条线，因此在手法上，推、拿、按、揉、搓等较常使用。

1. 足底反射区

大脑

取穴：双脚踇趾底部肉球全部，左脑反射区在右脚上，右脑反射区在左脚上（图3-1）。

主治：高血压、脑血栓、头晕、头痛、头胀、失眠、视觉障碍。

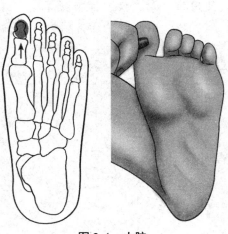

图3-1　大脑

额窦

取穴：双脚各趾趾腹的上 1/4 处（图 3-2）。

主治：眼、耳、鼻、口腔不适，头痛、发热、失眠等。

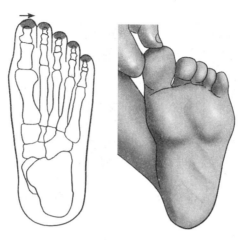

图 3-2 额窦

小脑

取穴：双脚蹬趾根部及外侧面（图 3-3）。

主治：高血压、头晕、头痛。

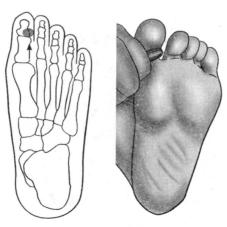

图 3-3 小脑

脑下垂体

取穴：位于双脚蹋趾肉球中央，在大脑反射区深部（图3-4）。

主治：内分泌失调、神经衰弱、更年期综合征。

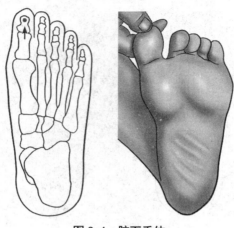

图3-4　脑下垂体

颞叶

取穴：双脚蹋趾趾腹外侧（图3-5）。

主治：偏头痛、头晕、面神经麻痹、三叉神经痛。

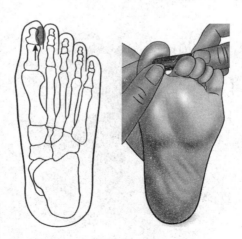

图3-5　颞叶

颈部

取穴：双脚蹞趾肉球下及脚背环绕一圈，均为颈部（图3-6）。

主治：颈部扭伤、落枕、肩部僵硬、高血压。

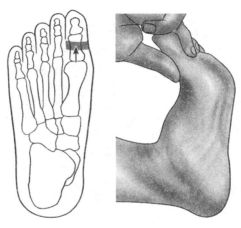

图3-6 颈部

血压

取穴：双脚蹞趾根部，脑下垂体反射区下方，颈部反射区外侧（图3-7）。

主治：高血压、头晕。

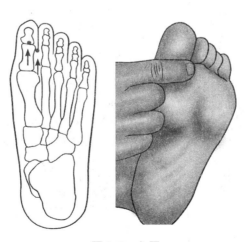

图3-7 血压

眼睛

取穴：双脚第 2 趾和第 3 趾趾根部（趾腹下部）（图 3-8）。

主治：眼疲劳、眼部疾病。

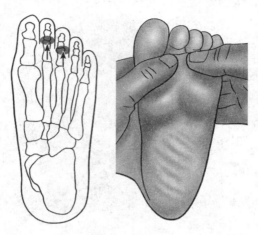

图 3-8　眼睛

耳

取穴：双脚第 4 趾和第 5 趾根部，趾腹下部（图 3-9）。

主治：耳鸣、眩晕、重听。

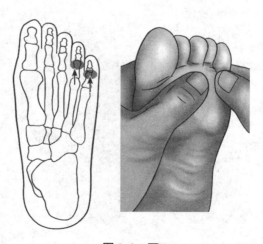

图 3-9　耳

肩关节

取穴：双脚脚掌外侧，第5趾下，包括脚背、脚侧、脚底部分（图3-10）。

主治：肩周炎、臂无力、肩背酸痛。

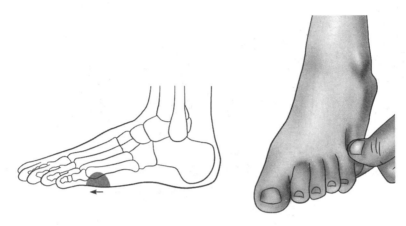

图3-10　肩关节

斜方肌

取穴：双脚脚底，眼、耳反射区下方，第2、第3、第4、第5趾近节趾骨与跖骨上端，此反射区是带状，宽约1横指（图3-11）。

主治：肩颈酸痛、手酸麻、颈椎病。

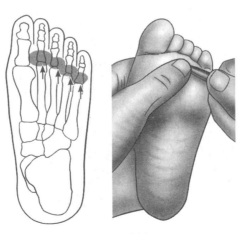

图3-11　斜方肌

甲状腺

取穴：双脚姆趾根部以下（图 3-12）。

主治：心悸、失眠、甲状腺疾病、代谢异常。

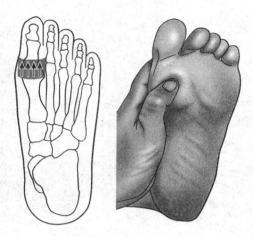

图 3-12　甲状腺

甲状旁腺

取穴：双脚姆趾近节趾骨下端外侧，及第 1 跖骨上端外侧两个点（图 3-13）。

主治：过敏症、缺钙、筋骨酸痛。

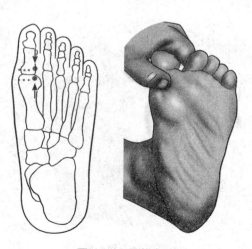

图 3-13　甲状旁腺

肺、支气管

取穴：双脚斜方肌反射区下方，反射区宽约1指。脚底第2、第3、第4、第5跖骨上部（图3-14）。

主治：感冒、气喘、肺炎、支气管炎。

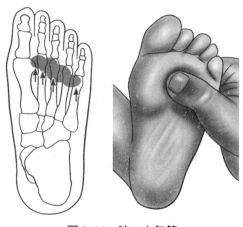

图3-14 肺、支气管

胃

取穴：双脚脚底第1、第2跖骨下端与楔骨相交处（图3-15）

主治：胃痛、胃胀、胃酸、消化不良、胃炎、胃下垂。

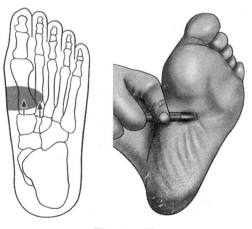

图3-15 胃

十二指肠

取穴：双脚第1、第2楔骨上半与距骨接缝处（图3-16）。

主治：腹部胀满、消化不良、消化道溃疡、肝胆病。

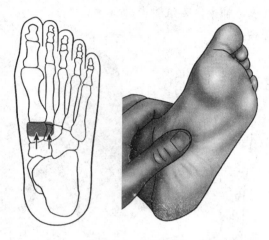

图3-16　十二指肠

胰腺

取穴：双脚脚底胃反射区和十二指肠反射区相交处（图3-17）。

主治：糖尿病、代谢疾病、胰腺疾病。

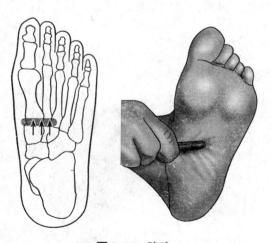

图3-17　胰腺

肝脏

取穴：右脚脚底第 4 跖骨与第 5 跖骨之间，肺反射区下方（图 3-18）。

主治：肝火大、心烦气躁、失眠、肝病、易疲劳等。

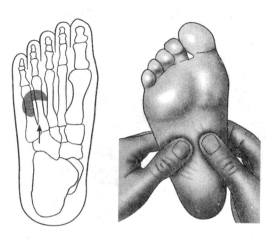

图 3-18 肝脏

胆囊

取穴：右脚底第 3、第 4 跖骨间下端，反射区有花生米大小（图 3-19）。

主治：胆囊炎、胆结石、消化不良。

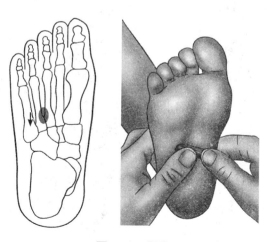

图 3-19 胆囊

腹腔神经丛

取穴：双脚掌中心，上自跖骨 1/2 处，下至第 1 楔骨，与足舟骨交会处。此反射区范围较大（图 3-20）。

主治：调节脏腑功能，治疗腹胀、腹泻、肠胃痉挛、呃逆不止等。

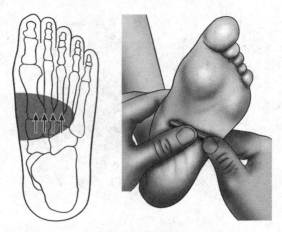

图 3-20　腹腔神经丛

肾上腺

取穴：双脚掌第 2、第 3 跖骨缝隙中（图 3-21）。

主治：心律失常、过敏、风湿病、哮喘等。

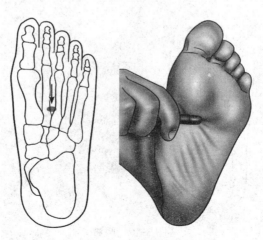

图 3-21　肾上腺

肾脏

取穴：双脚第3跖骨下端，反射区约蹬趾肉球大小（图3-22）。

主治：肾脏疾病、浮肿、湿疹。

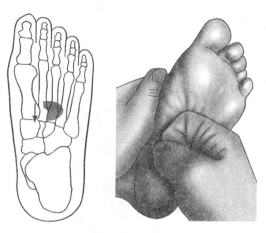

图3-22 肾脏

膀胱

取穴：双脚脚掌内侧足舟骨下方，内踝骨正下方，鼓起的部位，反射区约一拇指肚大小（图3-23）。

主治：膀胱炎、泌尿系统感染、肾炎、高血压等。

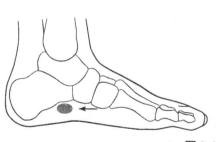
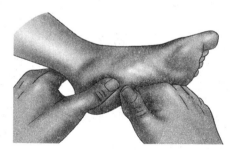

图3-23 膀胱

输尿管

取穴：双脚掌自肾脏反射区到膀胱反射区之间，成一个线形反射区（图3-24）。

主治：输尿管结石、高血压、肾积水、动脉硬化、水肿等。

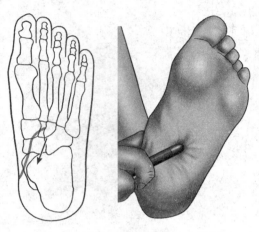

图3-24 输尿管

小肠

取穴：小肠反射区由升结肠、横结肠、降结肠和乙状结肠反射区包围。在脚弓下半部（图3-25）。

主治：消化不良、腹胀、胀气、肠炎等。

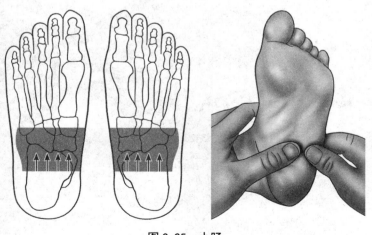

图3-25 小肠

盲肠

取穴：右脚跟骨上缘（图3-26）。

主治：阑尾炎、腹部胀气。

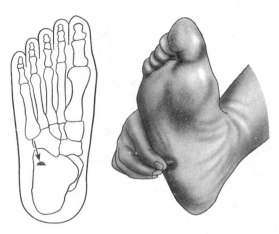

图 3-26　盲肠

回盲瓣

取穴：右脚跟骨外侧盲肠反射区上方，行至第5距骨（图3-27）。

主治：胀气、肠炎。

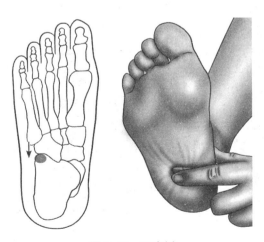

图 3-27　回盲瓣

升结肠

取穴：右脚小肠反射区外侧（图3-28）。

主治：便秘、腹泻、腹痛。

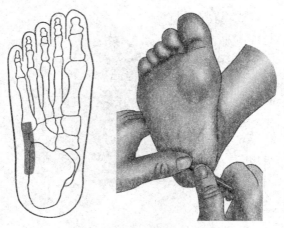

图3-28　升结肠

横结肠

取穴：双脚脚掌，小肠反射区上方，跖骨关节的横向管状区（图3-29）。

主治：便秘、腹痛、腹泻。

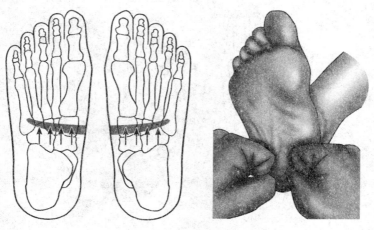

图3-29　横结肠

降结肠

取穴：左脚小肠反射区外侧，自第5跖骨下端下行至跟骨外侧的管状区（图3-30）。

主治：便秘、腹痛、腹泻。

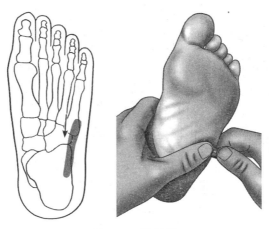

图3-30 降结肠

乙状结肠

取穴：左脚脚底，跟骨前缘的一个带状反射区（图3-31）。

主治：便秘、腹泻等。

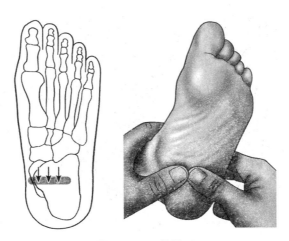

图3-31 乙状结肠

直肠

取穴：左脚脚掌内侧，脚跟上角（图3-32）。

主治：痔疮、便秘、脱肛、腹胀。

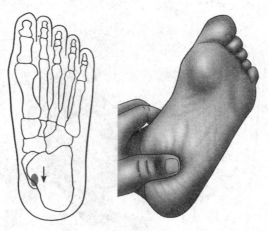

图 3-32　直肠

心脏

取穴：左脚脚掌第4跖骨上1/3处（图3-33）。

主治：心绞痛、心律失常、手足发冷、精神不振。

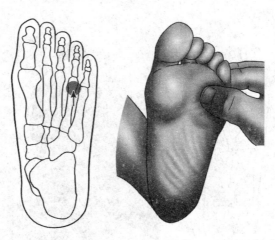

图 3-33　心脏

脾脏

取穴： 左脚脚掌第 4 跖骨下 1/2 处，心脏反射区下方（图 3-34）。

主治： 贫血、腹泻、食欲不振、发热、免疫力低下、消化不良。

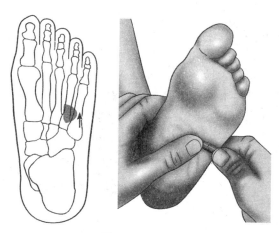

图 3-34　脾脏

生殖腺

取穴： 双脚脚跟骨正中央（图 3-35）。

主治： 不孕症、性功能低下、经前紧张症、月经不调。

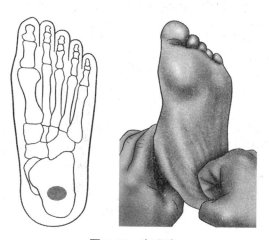

图 3-35　生殖腺

坐骨神经

取穴：双脚脚跟骨后缘，呈马蹄形（图3-36）。

主治：坐骨神经痛。

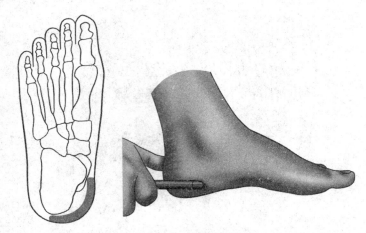

图 3-36　坐骨神经

2. 足外侧反射区

下腹部

取穴：双脚外踝向上四横外侧后方（图3-37）。

主治：痛经、经前期紧张症、月经不调、腹痛。

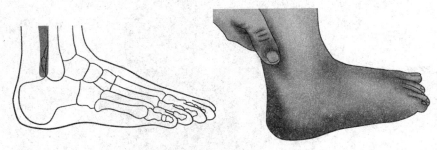

图 3-37　下腹部

膝关节

取穴：双脚外踝正下方凹陷中（图 3-38）。

主治：膝外伤、膝关节炎、膝酸软疼痛。

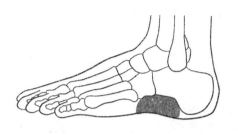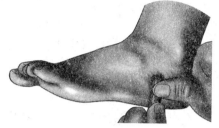

图 3-38 膝关节

肘关节

取穴：双脚外侧第 5 跖骨与楔骨关节凸起部（图 3-39）。

主治：肘关节病。

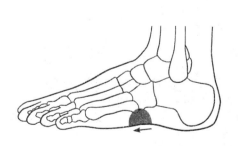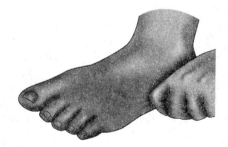

图 3-39 肘关节

上肢

取穴：双脚第 5 跖骨外侧，肩关节至肘关节反射区所围成的细长带（图 3-40）。

主治：上肢疾病。

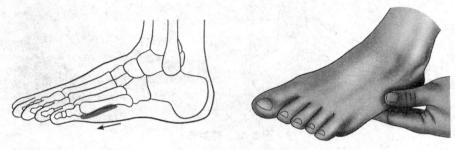

图 3-40　上肢

卵巢（睾丸）

取穴：双脚跟骨外侧，外踝下方（图 3-41）。

主治：不孕症、卵巢炎症、睾丸炎症。

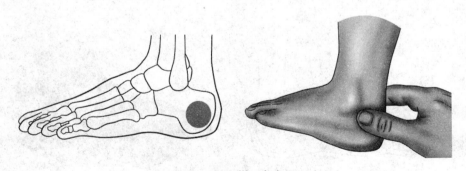

图 3-41　卵巢（睾丸）

上身淋巴

取穴：双脚外侧，外踝前凹陷处（图3-42）。

主治：发热、炎症、肿瘤等。

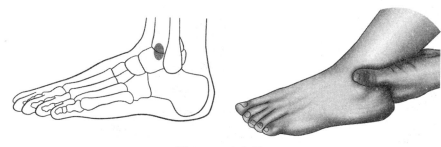

图 3-42 上身淋巴

3．足内侧反射区

鼻

取穴：双脚踇趾，脚面及内侧面趾甲旁（图3-43）。

主治：鼻塞、过敏性鼻炎、鼻炎。

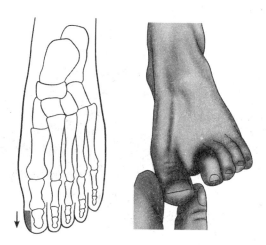

图 3-43 鼻

前列腺（子宫）

取穴：双脚脚跟内侧，内踝后下方（图3-44）。

主治：男性前列腺肥大、前列腺炎症、女性痛经、子宫疾病。

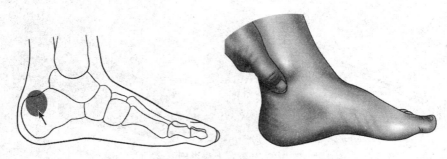

图3-44　前列腺（子宫）

尿道、阴道、阴茎

取穴：双脚内侧脚跟处，距骨与跟骨间隙（图3-45）。

主治：泌尿系感染。

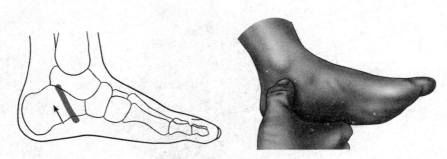

图3-45　尿道、阴道、阴茎

颈 椎

取穴：双脚拇趾内侧，跖趾关节之上（图3-46）。

主治：头痛、颈痛、斜颈、落枕、肩臂痛。

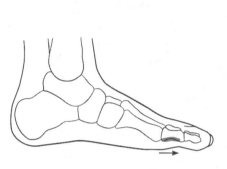

图 3-46 颈椎

胸 椎

取穴：双脚第1跖骨内侧中线（图3-47）。

主治：背部酸痛、胸闷，心、肺、胃、肝疾病的辅助治疗。

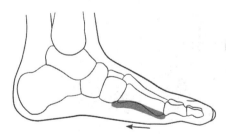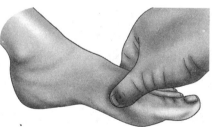

图 3-47 胸椎

腰椎

取穴：双脚脚弓内侧，内侧楔骨及足舟骨内侧中线（图3-48）。

主治：腰背痛、腰扭伤、泌尿生殖系疾病。

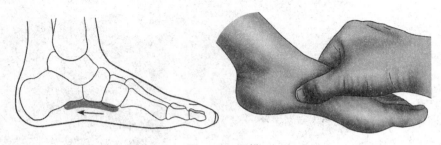

图 3-48　腰椎

尾骨

取穴：脚底内侧，跟骨内缘（图3-49）。

主治：腰痛、坐骨神经痛等。

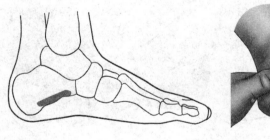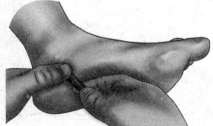

图 3-49　尾骨

下身淋巴

取穴：双脚内侧，脚内踝前凹陷处（图3-50）。

主治：发热、肿瘤、炎症、下肢水肿等。

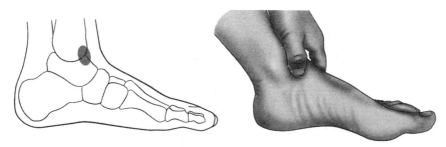

图 3-50 下身淋巴

4. 足背反射区

胸淋巴

取穴：左脚脚背第1、第2跖骨间的隙缝处（图3-51）。

主治：炎症、癌，增强免疫力。

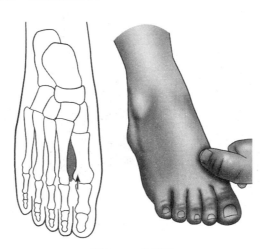

图 3-51 胸淋巴

内耳迷路

取穴：双脚脚背第4、第5跖骨间，至跖骨1/2处（图3-52）。

主治：头晕、晕车、高血压、低血压、耳鸣、平衡障碍。

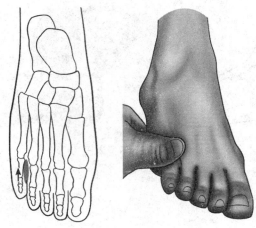

图 3-52　内耳迷路

胸、乳

取穴：双脚脚背第2、第3、第4趾骨下端关节及跖骨处（图3-53）。

主治：乳腺癌、乳腺炎、乳腺增生。

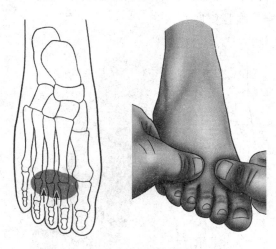

图 3-53　胸、乳

肩胛骨

取穴：双脚脚背第4、第5跖骨间至外侧楔骨前缝隙处（图3-54）。

主治：肩酸、肩关节炎、颈背疾病。

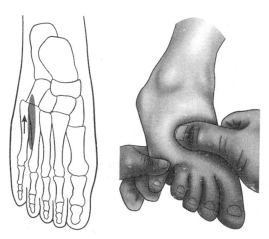

图 3-54　肩胛骨

横膈

取穴：双脚脚背跖骨、楔骨关节，横跨脚背左右的带状反射区（图3-55）。

主治：嗝逆不止、腹胀、腹痛、恶心、呕吐。

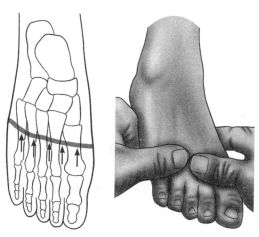

图 3-55　横膈

扁桃体

取穴：双脚踇趾上面，第2节趾骨左右两边（图3-56）。

主治：感冒、高热、喉痛、扁桃体炎。

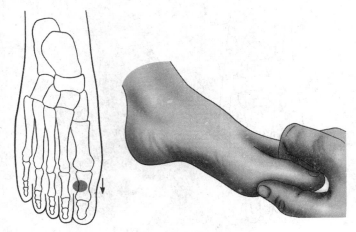

图3-56 扁桃体

下腭

取穴：双脚脚背踇趾第1趾骨，踇趾关节之下（图3-57）。

主治：牙病、牙周炎、牙龈炎。

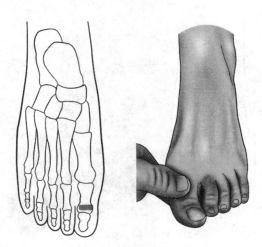

图3-57 下腭

上腭

取穴：双脚脚背踇趾远节趾骨，踇趾关节之下（图3-58）。

主治：牙病、牙龈炎、牙周病。

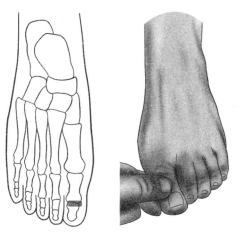

图 3-58 上腭

气管

取穴：双脚脚背第1、第2跖骨间（图3-59）。

主治：喉炎、咳嗽、气管炎、感冒、咽炎。

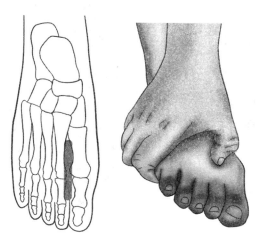

图 3-59 气管

喉

取穴：双脚脚背1、第2趾之间（图3-60）。

主治：喉炎、扁桃体炎。

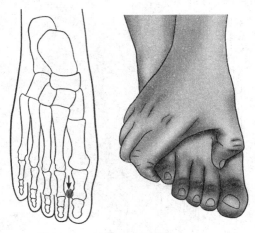

图3-60　喉

肋骨

取穴：双脚脚背第2、第3、第4、第5跖骨处（图3-61）。

主治：肋间神经痛。

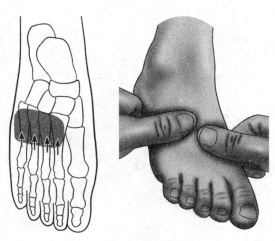

图3-61　肋骨

腰痛点

取穴：双脚脚背第1、第2楔状骨和舟状骨交会处，以及舟状骨和跟骨交会处的凹陷（图3-62）。

主治：腰痛、腰酸、扭伤等。

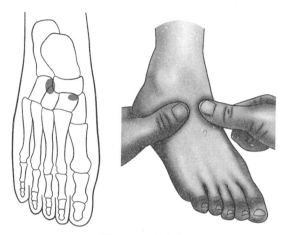

图3-62　腰痛点

第**4**章
足道按摩的方法

　　足道按摩与身体按摩的道理是一样的，手法也是在脚的各部位做压、揉、搓、拿、捏等动作。只不过脚的各部位软硬程度不同，要根据情况不断变换。在皮肤柔软的脚背，力量要轻一些，而在脚跟这样皮厚的地方，就要重一些。此外，还要根据人的胖瘦来调整，胖人用的力量就要大一些。

　　足道按摩，手法重、快为泻法，轻、缓为补法。一般体虚的人宜用补法，体实的人宜用泻法。不是所有人都是按得越痛越好。若手法过重，伤及肌肉组织和骨膜，就得不偿失了。有些体虚的人，会因为手法过重，导致旧病复发或是更加虚弱。因此，不要盲目追求重压和反射区压处的痛感，对于保健按摩来说，揉到即可。

1. 足道按摩的手法和力道

足道按摩与身体按摩的道理是一样的，手法也是在脚的各部位做压、揉、搓、拿、捏等动作。只不过脚的各部位软硬程度不同，要根据情况不断变换。足道按摩，没有规定使用左手还是右手，可以随自己的习惯任意调整。

（1）推法

拇指推：用单手或双手拇指末节背屈，指腹、指侧或指尖着力，其余四指屈握，腕部灵活，往一定方向直推（图4-1）。

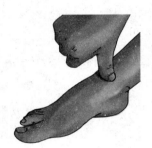

图4-1　拇指推

鱼际推：五指并拢，手腕用力，用大小鱼际往前推（图4-2）。

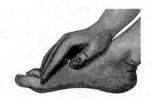

图4-2　鱼际推

掌根推：腕部上翘，五指伸直，掌根着力（图4-3）。

推法的要领：着力深透，轻重适宜，速度均匀，配合呼吸，间歇有序。

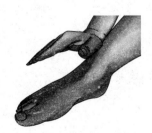

图4-3　掌根推

（2）揉法

在足疗时多用指揉法，指揉就是用拇指末节，以指腹、指侧着力，腕部柔韧，做圆旋回环，并游移操作。亦可用几指指腹着力（图4-4）。

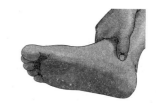

图4-4　拇指揉法

揉法的要领：环旋形圆，带动肌肉，柔和深透，轻重适宜。

（3）拿法

足疗用的拿法为指拿法，以拇指与其他手指配合，相对用力于腿脚部的肌肉、筋腱及穴位（图4-5）。

拿法的要领：指下柔和，劲力适宜，忌用指甲掐。

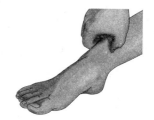

图4-5　拿法

（4）点法

应用点法，要前臂上抬，手腕下屈，意念集中，用拇指和示指，前后夹住中指，支撑中指，然后发力于中指（图4-6）。

点法的要领：屏住呼吸，运气于指，点穴要准确，用力要适度。

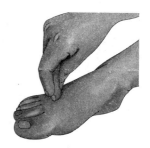

图4-6　点法

（5）按法

足疗用指按法，以拇指或其余手指，准确按在穴位上。另一只手扶持固定（图4-7）。

按法的要领：按力要稳重持续，呼吸自然，用力勿过猛。

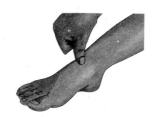

图4-7　按法

（6）擦法

常用手掌擦，一手扶持脚踝，一手用大小鱼际，掌根紧贴于所取部位着力擦之（图4-8）。

擦法的要领：屏住呼吸，运气于掌，动作轻快，不带动肌肉，产生热感。

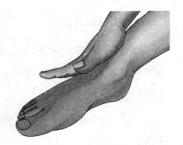

图4-8　擦法

（7）捏法

软捏：软捏使用拇指和其他指，对应用力，轻浅捏之，亦可环施揉捏，好像捻念珠，叫作捏捻法（图4-9）。

硬捏：硬捏是拇指用力，捏着肌筋，张合有度，勿伤皮肉（图4-10）。

捏法的要领：软硬适宜，轻重有度，灵活勿滞。

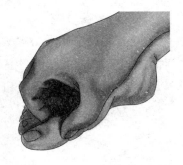

图4-9　软捏

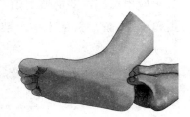

图4-10　硬捏

（8）掐法

掐法是以拇指或示指、中指指甲着力于需取部位。单手拇指掐，称为一指掐法（图4-11）。

掐法的要领：发力于腕，运力于指，着力于甲，深浅适度，勿伤皮肉。

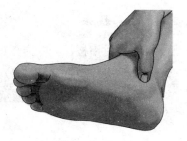

图4-11　掐法

（9） 理法

足疗常用理趾法，一只手固定，另一手示、中指屈曲呈弯钩状，两指间挟住脚趾两侧，自根部往趾尖方向捋扯（图4-12）。

理法的要领：对称用力均匀，速度宜快。

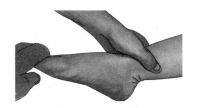

图 4-12 理法

（10） 搓法

掌搓法是用两手握住脚趾，双手贴于应搓部位，交替施术（图4-13）。

搓法的要领：指、掌、腕配合，带动肌肉，快慢适宜，发热为度。

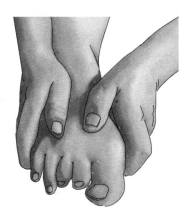

（11） 力道

足道按摩的加压力量是多大呢？对于一般的保

图 4-13 搓法

健按摩来说，为3～4千克的重量。当然，在皮肤柔软的脚背，力量要轻一些，而在脚跟这样皮厚的地方，就要重一些。此外，还要根据人的胖瘦来调整，胖人用的力量就要大一些。如果用来治疗，那就要看人的体质和敏感程度了。总之，自己按摩，要看你的感觉。

在按摩时，手法重、快，为泻法，轻、缓为补法。一般体虚的人宜用补法，体实的人宜用泻法。不是所有人都是按得越痛越好。若手法过重，会痛得受不了，特别是脚部脂肪少，脚背脚侧皮肤较薄，手法重了能引起皮下出血，出现青紫，或是伤及肌肉组织和骨膜，那就得不偿失了。有些体虚的人，会因为手法过重，导致旧病复发或是更加虚弱。因此，不要盲目追求重压和反射区压处的痛感，对于保健按摩来说，揉到即可。

2. 做足道按摩需要什么器械

一般来说，足道按摩是一种十分简便、舒适的保健方法，在家里按摩，只要

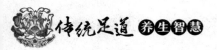

根据条件，作以下准备即可。

毛巾：将毛巾或地毯铺在地板上，脚感舒适，踏上去不要太凉。

护肤品：用力搓揉脚部皮肤时，皮肤会有痛感。因为我们刺激的是组织内部的穴位、反射区，而不是皮肤，所以要保护好脚的皮肤。按摩前，在脚的皮肤上，要涂抹油质的护肤品。

刺激棒：在足道按摩时，用手指按压穴位或是反射区，特别是按压较硬的地方，手指很容易疲劳，手指酸，也就做不下去了。所以要找个东西来代替指压，可以到药房买一个刺激棒，也可以自己做一个刺激棒。比如用木头、石头做一个，最方便的就是用写字的笔，圆珠笔、钢笔都可以，只要你拿着顺手，一头光滑、圆的就行。

脚踏按摩板：这个东西可以去买，也可以找个纸盒子，再捡些大小合适、表面光滑的卵石。把卵石放在盒子里，坐着的时候，用脚踩踏着，可以起到按摩的作用。有的人把圆卵石装在旧的袜子里，泡脚的时候，把装石头的袜子放在木盆里，用脚踩着，一边洗脚，一边按摩。还可以买些玻璃球，放在盒子里，五颜六色，煞是好看，用脚踩上去，大小也很合适，比圆卵石更好些。

电动按摩器：棒式的按摩器，有震动和温热功能，也可做足疗用。

3. 手指的使用

在做足疗时，要用手指检查脚上哪些穴位或反射区有异常的感觉，找到了敏感的部位，就可以进行治疗。检查和治疗时，要把手洗干净，双手搓一搓，使双手温热。在脚上做压、搓、揉、捏的动作，要柔中带刚，刚中带柔。脚的部位不同，软硬程度不同，对应的身体部位也不同。柔软的部位就用指腹，较硬的部位就用关节。而面积较大的反射区，要使用手掌的大小鱼际来揉擦。

我们说，对脚上的穴位和反射区加压的力量是3～4千克，也就是指压下去的力。3～4千克是多少？你可以在家里的浴室秤上试一试，感觉一下用手指压下去3～4千克是多大力量，心中就有数了。当然，在柔软的地方，可以轻一点，在脚跟的部位，可以重一点。

4. 怎样检查身体的异常

一般来说，按下去感到酸痛的穴位和反射区，就表示对应的身体部位有异常。在做一遍保健按摩以后，可以检查一下你哪些地方有异常。方法是，一边看着脚底图，一边用手指依图上所示，按压脚上的各部位，如果压的地方有疼痛的感觉，那你就要警觉了。注意，按压穴位，是一个点，按压反射区，是一个范围。传统穴位一开始不好找，可以沿着经络走向推揉拍打，而反射区面积相对大，所以初学者一般没有找不到或找不准的问题。

检查之前，把手洗干净，把指甲剪短，在脚上再抹些护肤油。首先刺激脚底的膀胱—输尿管—肾脏—肾上腺，然后往上，检查脚掌和脚趾，最后是脚跟反射区。脚底检查完了，再检查脚背和两侧、足踝部。你日常感到不舒服的地方，别忘了压一压。

如果指压之前，没有感到身体有什么不舒服的地方，但压反射区却很敏感，那可能是相应的身体部位出现了失调，这就是检查出了问题。需要加强这些部位的按摩，帮助机体调整。

5．什么人不能做足疗

虽然足道按摩简单，但不是所有人都适合足部按摩，主要是以下几类人慎做：

（1）骨折、脱位，要用相应的整复手法进行复位并加以固定，未处理之前不宜采用足疗法。

（2）严重心脏病、肝病患者及精神病患者，严重肾病、脑出血、高热、出血性疾病等。

（3）脚部创伤、骨膜炎急性期禁止使用足疗手法。

（4）严重骨质疏松者禁止使用。

（5）皮肤局部病变，如湿疹、癣、疮疡、脓肿、疱疹、瘢痕等，特别是足癣患者和糖尿病足患者。

（6）各种肿瘤的局部和恶性肿瘤后期。

（7）胃、十二指肠急性穿孔。有出血性体质的人或倾向者。

（8）急性传染病比如活动性结核病、梅毒、淋病、传染性肝炎、丹毒、脓肿、骨髓炎、蜂窝织炎及骨关节结核等。

（9）孕妇和月经期妇女。

（10）足部有皮肤破损及烧、烫伤者。

（11）极度疲劳，饭后、酒后、浴后一小时内。特别是饥饿、极度疲劳或酒醉后。

6. 按摩前和按摩后

如果你检查出哪个穴位或者哪个反射区敏感，有压痛，或者你身体不适，选择相应的反射区治疗之前，首先要先按摩膀胱－输尿管－肾脏－肾上腺这四个反射区，用 7 ～ 10 分钟。

在按摩结束前，要将两脚的足踝和脚趾做 50 次的回转，才算结束。方法是，用手指握住脚趾转动。

如果此时你觉得口渴，可喝些温开水。你要还能随处走走，效果更好。

7. 按摩后会有哪些反应

坚持足道保健按摩，会出现一些反应，比如有睡意、排气较多、出眼屎、鼻涕较多、脚底出汗有臭味、身体有些地方酸痛或麻胀、尿量增加等，这些都是正常的。

8. 取穴方法

传统穴位定位，使用的单位不是我们现在的公制或市制，而是特殊的单位。中医取穴的定位法有分寸折量法、指寸法、体表标志和姿势取穴四种。

分寸折量法

是将人体不同部位，折成若干等份，简称一寸。不论儿童、成人，身高身矮，都是同样的等份。比如从肘腕横纹到腕横纹，折成 12 寸，儿童、成人都是 12 寸，不因儿童胳膊短而减少。这个方法，多用于取头、胸、腹、上肢、下肢等穴位。

（1）由前发迹正中到颈部后发迹正中，折作 12 寸。

（2）两眉中间到前发际，折作 3 寸。

（3）由脖子后边突起的椎骨下，也就是大椎穴到后发际，折作 3 寸。

（4）如果谢顶，前边发际不明显，可从两眉中间到后发际，折作 15 寸。前后发际都不明显，从两眉中间到大椎穴，折作 18 寸。

（5）耳后突起的高骨，叫作乳突，两乳突高点之间，折作 9 寸。

（6）前发际到下颌骨正中，折作 10 寸。

（7）两颧骨高点之间，折作 7 寸。

（8）头面部穴位，均由以上为取穴依据。

（9）胸部以肋骨间隙为取穴依据，侧面，由腋窝到第 11 肋，折作 12 寸。

（10）上腹部由胸骨体下缘到肚脐正中，折作 8 寸。

（11）下腹部由肚脐正中到耻骨上缘折作 5 寸。

（12）两乳之间折作 8 寸。

（13）背部上下以脊椎骨间隙为取穴依据。左右，可两手抱肘，肩胛骨向两侧张开，由肩胛骨内缘到脊椎正中，折作 3 寸。

（14）上肢上臂由腋窝到肘弯横纹，折作 9 寸；前臂由肘弯横纹到腕横纹，折作 12 寸。

（15）下肢大腿内侧由与耻骨上缘平齐处到股骨内上踝，折作 18 寸；外侧由大转子头到与膝弯横纹平齐处，折作 19 寸。小腿内侧，由胫骨内踝下到内踝尖，折作 13 寸；外侧由与膝弯横纹平齐处到外踝尖，折作 16 寸。

指寸法

是以手指作为一定的分寸来取穴。有两种方法，一种是中指同身寸，一种是指量法。

（1）中指同身寸，就是以患者的中指尖和拇指尖连接成一个环，将中指两个关节折起来的横纹头的距离作为 1 寸。

（2）指量法，就是以患者示指指关节的宽度为 1 寸，示指、中指并在一起为 2 寸，示指、中指、无名指、小指并在一起的宽度为 3 寸。

足部取穴，多用指寸法。

其他

在解释部位时，常用一些专用名词。

（1）上缘、下缘、前缘、后缘、内侧缘、外侧缘：指的是一块骨头或是一条肌肉上方的边缘，相对的，下方是下缘。前方叫前缘，后方叫后缘。向中线的叫内侧缘，向外侧的叫外侧缘。

（2）上、下：头部为上，肢端为下。

（3）内、外：将人正面正中划一条线，靠线的为内，相反为外。例如脚底，靠蹈趾一侧为内，靠小趾一侧为外。

（4）近心端、远心端：离心脏近的一端为近心端，离心脏远的一端为远心端。

第5章
足道保健的顺序和手法

　　足疗最好选择在晚上特别是睡觉前做，这样有利于睡眠。饭前、饭后 40分钟不宜进行足疗，因饭前做会抑制胃液分泌，对消化不利，饭后立即做会造成胃肠的血容量减少，引起恶心、呕吐等。

　　保健按摩的顺序是，先做按摩放松手法放松，然后从足的膀胱—输尿管—肾脏—肾上腺反射区开始，男士先左脚后右脚，女士先右脚后左脚。足部反射区按摩完，可根据自身体质，选择涌泉、足三里、阳陵泉、三阴交、太冲等保健穴位按摩，或再做几个传统保健功法即可。

足道保健按摩，是指我们日常没有明确治疗目的，为养生保健而做的按摩。保健按摩可以到诊所去做，也可以在家里，夫妻之间做，母子之间做，或是自己来做。足道按摩简便有效，增加了亲情和生活乐趣。看电视时，睡前睡后，都是按摩的方便时间。需要注意的是，足疗最好选择在晚上特别是睡觉前做，这样有利于睡眠。饭前、饭后 40 分钟不宜进行足疗，因饭前做会抑制胃液分泌，对消化不利，饭后立即做会造成胃肠的血容量减少，引起恶心、呕吐等。

在做按摩前，先做几个放松的动作，经过放松，使一日紧张的神经松弛下来，血脉畅通，气血得到调和，然后按顺序再开始做按摩。

保健按摩的顺序是，先做按摩放松手法放松，然后从足的膀胱－输尿管－肾脏－肾上腺反射区开始，男士先左脚后右脚，女士先右脚后左脚。足部反射区按摩完，可根据自身体质，选择涌泉、足三里、阳陵泉、三阴交、太冲等保健穴位按摩，或者再做几个传统保健功法即可。

1. 放松手法

（1）用大拇指及其他手指，或用掌，轻而缓慢地在脚背摩擦、推拉、揉动。

（2）用双掌夹住脚的左右两侧，均匀、规律地搓揉，调和血脉。

（3）用两个手指左右搓揉十个脚趾肚及八风穴，可活气血。

（4）一手托住脚跟，另一手握住脚背，轻轻做踝关节的旋转摇动，调整小关节，使精神松弛下来。

（5）用拇指和其他四指分别放在脚心和脚背，往脚尖部捋。

2. 左足底按摩

（1）肾上腺、肾、腹腔神经丛、输尿管、膀胱反射区，如图 5-1、图 5-2 箭头方向按摩。

（2）额窦、脑下垂体、鼻、颞叶反射区，如图 5-3、图 5-4、图 5-5、图 5-6 箭

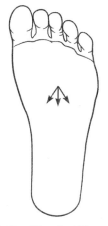

图 5-1　肾上腺、肾、腹腔神经丛反射区

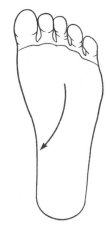

图 5-2　输尿管、膀胱反射区

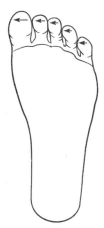

图 5-3　额窦反射区

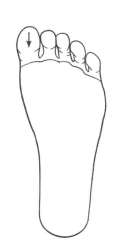

图 5-4　脑下垂体反射区

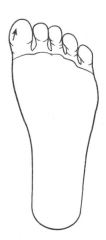

图 5-5　鼻反射区

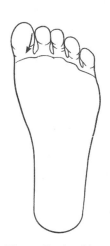

图 5-6　颞叶反射区

头方向按摩。

（3）甲状腺、甲状旁腺反射区，用捏法，如图 5-7，向趾尖方向捏压。

（4）眼、耳、斜方肌、肺反射区，如图 5-8，箭头方向按摩，用推法，自外向内推滑。

（5）胃、十二指肠、胰腺反射区，如图 5-9，自脚心部向外按压。

（6）心脏反射区，如图 5-10，向脚尖部轻微按压。

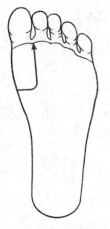

图 5-7　甲状腺、甲状旁腺反射区

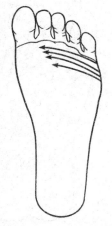

图 5-8　眼、耳、斜方肌、肺反射区

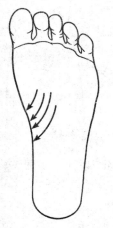

图 5-9　胃、十二指肠、胰腺反射区

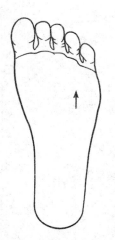

图 5-10　心脏反射区

（7）脾脏反射区，如图5-11，向脚跟方向按压，力量稍重。

（8）横结肠、降结肠、直肠、小肠反射区，如图5-12，自脚心向脚跟方向按压。

（9）降结肠、直肠、肛门反射区，按图5-13箭头移动，做一直角，至肛门反射区。注意肛门反射区处加力按压。

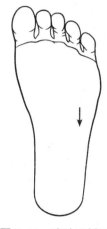

图5-11　脾脏反射区

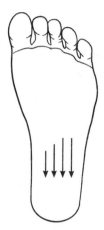

图5-12　横结肠、降结肠、直肠、小肠反射区

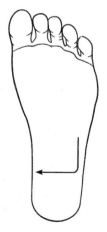

图5-13　降结肠、直肠、肛门反射区

3. 右足底按摩

（1）肾、输尿管、膀胱反射区，腹腔神经丛、肾上腺反射区，与左脚相同（图5-1，图5-2）。

（2）额窦、脑垂体、鼻、颈部反射区，与左脚相同（图5-3至图5-6）。

（3）甲状旁腺、甲状腺反射区，与左脚相同（图5-7）。

（4）耳、眼、颈、斜方肌、肺反射区，与左脚相同（图5-8）。

（5）肝、胆反射区，向上按肝区，如图5-14，向下按胆区。

（6）横结肠、升结肠、回盲瓣、盲肠、阑尾、小肠反射区，用拳，自上向下按压（图5-15）。

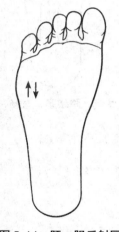

图5-14 肝、胆反射区

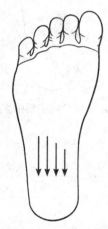

图5-15 横结肠、升结肠、回盲瓣、盲肠、阑尾、小肠反射区

4. 左足内侧按摩

（1）胸椎、腰椎反射区，用拳或掌，自脚趾向脚跟方按压滑动（图5-16）。

（2）膀胱、阴道（阴茎）、尿道、子宫（前列腺）反射区，推掌，如箭头所示，自下向上（图5-17）。

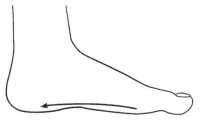

图 5-16 胸椎、腰椎反射区

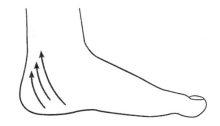

图 5-17 膀胱、阴道（阴茎）、尿道、子宫（前列腺）反射区

5．右足内侧按摩

右脚内侧按摩与左脚相同。

6．左足外侧按摩

（1）肩、肘、膝盖反射区，用推法，从脚趾处向脚跟方向推压（图 5-18）。

（2）卵巢（睾丸）反射区，自下向上按压（图 5-19）。

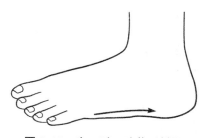

图 5-18 肩、肘、膝盖反射区

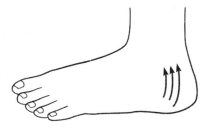

图 5-19 卵巢（睾丸）反射区

7．右足外侧按摩

右脚外侧按摩与左脚相同。

8．左足背按摩

（1）上、下腭反射区，手指按箭头自外向内移动（图 5-20）。

（2）扁桃体反射区，用双指推法，自踇趾处向脚背上方推压（图 5-21）。

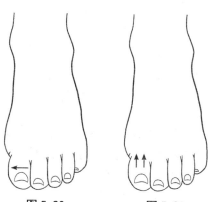

图 5-20
上、下腭反射区

图 5-21
扁桃体反射区

（3）喉、气管反射区，按箭头向脚趾处推压（图5-22）。

（4）内耳迷路反射区，按箭头所示，向脚趾处推压（图5-23）。

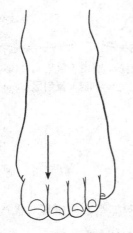

图 5-22　喉、气管反射区

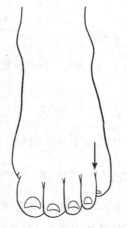

图 5-23　内耳迷路反射区

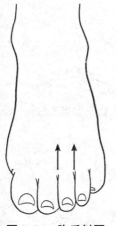

图 5-24　胸反射区

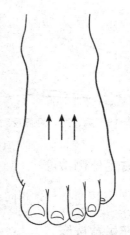

图 5-25　肋骨反射区

（5）胸反射区，用双指上推，按箭头所示，往脚背上方推压（图5-24）。

（6）肋骨反射区，双手相上左右滑动，向脚面上推（图5-25）。

9．右足背按摩

右脚脚背按摩与左脚相同。

第 *6* 章
传统足道养生法

传统足道养生法包括下肢保健功、按摩涌泉、温涌济阴功、健腿轻跖功、足保健诸法、运足诸法、击足底、寒头暖足法。

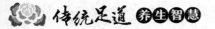

1．下肢保健功

方法

（1）坐在矮凳上，先用双掌根轻轻拍击下肢，自大腿上部至足踝，拍打3～5遍。

（2）再用拇指和示、中指对称用力捏拿大腿、小腿，自上而下3～5遍。

（3）用拇指按压足三里和阳陵泉（图6-1）数次，有酸麻胀感为宜。

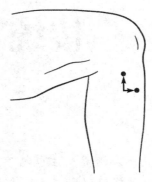

图6-1　阳陵泉、足三里

（4）然后，一手握住足踝，另一手握住足趾，旋转摇动20次，随即用一手鱼际，紧贴足心，做快速按摩，以透热为宜，两足交替进行。

功效

（1）消除疲劳。

（2）缓解腿抽筋。

（3）健身健腿。

2．按摩涌泉

涌泉穴在足心之上，中医学认为，湿气皆从此而入。可以早晚以一手握足，一手在足底摩擦，擦得足心发热，然后将脚趾略略转动，如果疲乏，可稍稍休息。此穴别人摩擦，不如自己摩擦为佳。元朝邹铉《寿亲养生新书》记载："陈书林云，先公每夜常自擦至数千下，所以晚年步履轻便。仆（我）性懒，每卧时只令人擦，至睡熟即止，亦觉得力。"又说："乡人郑彦和自太府惩处为江东仓（郑彦和从太府丞官职上改任江东仓），足弱不能阶辞（因腿脚不便，不能跪拜辞别，所以不能去上任）。枢筦（枢密院）黄继道教以此法，逾月（一个月后）即能跪拜。雪（zha，浙江吴兴）人丁邵州致远病足，半年不能下床，一道人，亦授此法，久而即愈。"

方法：卧位或坐位，以单手平掌或小鱼际擦法，作横向摩擦，摩擦以涌泉穴为中心的足底中前部。可选单穴，也可双穴都选，连续300～500次，或3～5分钟。

功效：失眠、高血压、头痛、头晕、盗汗、二便不利等症。

方法：用两掌心分别按摩两脚涌泉穴，再搓揉脚背，共18～36次，用两拳轻轻敲打两脚背36次。

功效：治疗失眠、头痛、头晕。

3. 温涌济阴功

脚是全身负重的部位，在人体的位置离中心最远最低，是身体浊气下降之处。足是足三阴、三阳经脉交会的地方，而涌泉穴又是足少阴肾经的起点。中医学认为，脚掌各部都与身体脏腑密切相连，对腿脚的按摩对全身起到调节的作用，达到助其升清、济滋肾阴、导引虚火的功效。

方法

（1）掐捏足趾：坐在凳上，一条腿放在另外一条腿上。掐法就是以指甲着力于所取的部位或穴位。可以使用一指掐，或双指掐、多指对称掐。掐时要深浅适度，勿伤皮肉。具体是用拇指指甲或合并示、中指，着力于穴位。指掐同时向两边拨动，称为指拨法。

先掐跗趾端部，依次至小趾，再沿趾甲沟赤白肉际，绕甲掐一圈，以红痛为好。然后每趾揉捏6下。揉捏法是：单手或双手拇指分别与示指揉捏（或五指并用），轻柔操作。特点是，揉中有捏，捏中须揉，手指着力，深透柔软，旋转均匀，灵活自然。

（2）推擦脚心：一条腿放在另一条腿上，脚心朝上，意念集中于涌泉穴。用拇指或手掌根部，自足心处向趾尖做纵向推擦。或是先揉或推擦，由慢到快，力度由小到大，直到感觉灼热。也可以取仰卧位，双脚掌相对紧贴，两脚往返摩擦，直到发热。在睡前浴后都可以做。

功效

（1）防治足麻发凉、皲裂冻疮、脉管炎。

（2）防治头昏目眩、心悸头痛、失音鼻塞、梦遗失眠、高血压、咽喉痛。

（3）具有滋阴降火、醒神通窍、清肝益肾、引浊下行的功效。

4. 健腿轻趿功

腿脚是负担人体移动的器官，有髋、膝、踝三个主要关节和脚上的小关节。腿主要由脾、肾所主，足则六经循行。常见的腿脚肌肉关节疼痛及运动障碍，主要是为风寒湿邪侵袭足六经所致。健足可以利腿，健腿可以利腰。如果能再配合长年坚持推拿"长寿穴"足三里，不但腿脚灵活，还可以健脾胃，壮身体。

方法

（1）点足经要穴：取坐位，身体放松，两手同时用中指点法或拿法。

拿法：拇指腹与其他指腹，或全手相对用力，收拢，夹挤。

要领：指下柔和，劲力适宜，忌用指甲。一种是指拿，以拇指腹与示、中指或其他手指腹分别组合，相对用力于肌肉、筋腱、穴位，另一种是全手拿，手腕要灵巧，掌心贴于应拿处。

点法：拇、示指腹挟住中指中节，来扶持中指用力，用中指指端作用于应取穴位。操作时，前臂上抬，肘部微屈，手腕下屈，意念集中，发力于中指。

要领：屏住呼吸，运气于指，点穴要准确，着力要适度，不要戳伤皮肉。

以下穴位由上而下，由里到外，逐一点拿，每穴6下，轻重由感觉而定。

①足阳明胃经可取髀关、阴市、足三里、丰隆、解溪。

②足少阳胆经可取环跳、风市、阳陵泉、光明、丘墟。

③足太阴脾经可取太白、血海、阴陵泉、三阴交。

④足厥阴肝经可取行间、太冲、大敦、曲泉。

⑤足太阳膀胱经用拿法，取承扶、殷门、委中、承筋、承山、昆仑。

⑥足少阴肾经取涌泉、太溪、阴谷、筑宾、复溜。

（2）抱擦双腿：一手置大腿根外侧髂骨下，另一手置腹股沟内，各指尖相对，用力下擦至足踝部，再用力擦至大腿根部，热胀即可，亦可大、小腿分段做。

（3）掐揉双膝：取坐式，两手按抚膝部，掌根对鹤顶穴（经外奇穴），五指微屈若爪，各指分别放置整个膝上，示指、无名指放置于两膝眼处，然后垂肘摇腕，指尖用力，随着旋动掐揉，直至髌部内热，有酸胀感即可。

①捏提跟腱：一条腿压在另一条腿上，足尖触地，足跟向上，以单手沿着小腿下段向足跟端，捏提双跟腱数下，最好有酸痛感。

②摇踝理趾：一腿屈叠另一腿上，一手扶屈腿膝部，一手掌心对足心，拢握脚五趾，做上、下、左、右、前、后六位屈曲，及正反方向环旋摇动。每方向6下，

然后以手示、中指依次挟捏五趾，拔抻捋理，每趾 6 下。

③活动腿三节：一条腿持重站稳，另一条腿髋、膝、踝三关节分别做六方位的摆、摇、踢、旋动作。

功效

可防治腿痛、麻木、肌肉萎缩、关节冷痛、脉管炎、足跟痛，利腰助肾、和胃健脾、散寒祛风、活血止痛、通经活络、滑利关节。

5. 足保健诸法

以下保健方法，可以根据个人条件选用。

（1）正坐伸足，低头如礼拜状，然后两手用力扳足心 12 下。

（2）坐高凳，将两足垂下，两足跟相对，脚尖向外扭；然后，将两足尖相对，两足跟向外扭，各 24 遍。

（3）盘腿坐，用一手握脚趾，以一手擦脚心涌泉穴，直至发热，然后将脚趾转动数次。

（4）两手向后，一脚跪坐，另一脚用力伸缩，各 7 次，左右交换，可治膝肿。

6. 运足诸法

选用以下足的活动方法，可以健足。

（1）足不运，则足力不健，行步时须将脚如踢球状，每日如此行百数步，则足力健旺。

（2）长时间站立脚疲劳，可将一脚踏上一个突起物，片刻，换上另一只脚，或跷起脚后跟，然后放下，坚持数十次。

（3）坐的时间长时，可脱掉鞋子，在脚下放一个网球大小硬球，顶在脚心，来回滚动，两脚轮换。没有硬球，可以买一个像水雷似的狗玩具，效果也很好。

7. 击足底

方法

每晚在足底后 1/3 交界处，相当于中间、内侧楔骨部位，或是足底骰骨压痛处。俯卧，屈膝，由术者用拳对准部位捶击 3 ～ 5 次，捶击力度要稳、实。也可以自己敲，用拳头咚咚地敲打，敲起来要有节奏，每只脚 20 ～ 30 次，可以消除疲劳。

功效

如果有足底关节滑囊炎、腰痛、失眠、多梦、高血压等病，可根据个人身体情况，每只脚敲打100次。

8. 寒头暖足法

"寒头暖足"是古代医家泻实补虚的治疗准则，也是养生保健的重要原则。

（1）寒头：一般情况下人的头部总以相对地保持寒凉为好，这样才有利于健康。人们工作紧张忙碌之时，用冷水洗一洗脸，能起到清醒头脑和提高思维能力的效果。 长年坚持用冷水洗脸还能预防感冒。具体做法是先打上一盆冷水，事先吸足一口气，将整个脸部浸泡入水中，能坚持多久就坚持多久，可以反复进行几次；再将双手浸泡入水中数分钟，然后再用毛巾蘸水清洗脸部。这样做既可以润肤明目，又可醒脑提神，还可驱寒，更可预防感冒。

（2）暖足：人的足部距离心脏最远，最易受到寒邪侵袭，因而有"寒从脚起"之说。因此，足部保暖很重要。有的人常用炉火烤足，这样容易导致足部皮肤皲裂。最好的暖足方法是用热水烫足。做法是先用脸盆准备半盆热水，旁边再准备一个热水瓶，然后双足入盆浸泡，水温宜高一些，但必须忍受得了，并以不伤足为原则。每次濯足最好在20分钟以上，水温低了就从热水瓶中倒入一些高温的水，使水温始终保持热烫，使用电浴足盆亦可。

第 7 章
足道疗百病

分析38种疾病的病因病机、生活调养及足底保健方法。每种足底保健方法均配有详细的操作图，一目了然，易学易会。

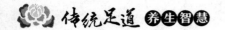

1. 肩膀酸痛

过去肩酸背痛的，都是劳苦大众，体力劳动造成的肌肉关节损伤。现在的肩部不适，更多的是一种文明病，年轻白领们肩背不适的不在少数。

肩膀僵硬，肩背酸痛往往不是一种疾病，而是一种症状。心脏病、胆道病、消化系统疾病、颈椎病、肩周炎、胃下垂、贫血等都会发生肩膀不适。我们这里讲的，是亚健康状态造成的症状。其原因与我们日常习惯有关，比如工作长时间保持一种姿势，长时间使用电脑，用鼠标操作不当等造成肩膀酸痛。虽然表现为局部肌肉紧张，但实际上与全身气血有关。气血虚的人，更容易在劳累或受寒以后出现这种症状。肩膀疼痛的原因很多，要看疼痛的位置及疼痛的性质而定。单纯的肩膀疼痛，没有合并手麻或手部的活动限制者，通常是由于肌肉或韧带受伤所致，过度疲劳，如长时间打字、需要长时间使用肩部或手部动作的工作，都可能引起肩部和颈部组织的急性或慢性的受伤，导致疼痛，这时常会合并头痛发生。其实肩膀疼痛和头痛有密不可分的关系，因为附着于颅骨的肌肉受到某种影响而严重紧绷时，会造成头痛并伴随肩膀酸痛，若再合并睡眠不足、精神压力大、眼睛疲劳等问题时，情况就可能会加重。

白领上班族肩酸背痛的人很多，怎样预防呢？八个字：坐姿端正，放松手腕。

使用键盘时手腕的位置是关键。前臂和手应该平放而且两手放松。这样的姿势使你的手腕处于自然的位置：那些打字时手腕朝上或朝下，向外或向内伸展的方法是不正确的。

使用鼠标时要看鼠标是否适合你的手形，人的手有大有小，因此鼠标也应该如此。鼠标的弧度要与放松的手相吻合。鼠标完全适合你的手形，这样你使用起来就会相当轻松。滚轮鼠标更适合肩膀酸痛的人。

显示器的高度与视线高度齐平。如果显示器的位置不正确，可能会引起颈部酸痛、肩膀酸痛及目眩造成的眼睛疲劳。颈部要伸直，不能前倾。屏幕的顶部应该直接与眼睛保持同一高度。显示器应该稍微向上倾斜。如果显示器的位置不佳，窗户或灯光反光可能会造成眼睛疲劳和头痛。特别要避免长时间使用笔记本电脑。

座椅的靠背应该完全托住你的后背。保持正确的坐姿可以防止疲劳。

工作忙时，要记住经常站起来四处走走，释放工作压力。用计算机每工作20分钟，向20米远的地方眺望20秒钟可以解除疲劳。

此外，穿鞋不合适也会成为肩膀酸痛的一个原因。所以，被肩膀酸痛所烦扰的女士，先看看你经常穿的鞋子的大小和鞋跟高度是否合适。

一个白领朋友，总说身体不好，精神怠倦，肩背酸痛。我说，给你做做足疗好不好？他觉得可笑，说："我还没有老到腿脚不好的程度，我是上肢不舒服啊。"我说试试嘛。第一次做，按压肩、斜方肌反射区，他痛得大声喊叫，我告诉他，这就是找对了地方。于是我教他怎样在肩、斜方肌、肩胛骨的反射区按摩，尤其是肩胛骨反射区，指压时虽然痛，因为他年轻，还是要不断地压。我让他买个电按摩针灸仪，或者简单点，使用笔杆，上班休息时，或乘车时按摩阳陵泉、足三里。他听我的话，每晚睡觉之前，按摩反射区30分钟，加上几个保健穴，不仅肩膀的毛病消除了，精神也好起来了（图7-1至图7-3）。

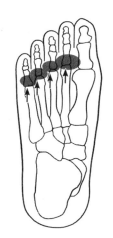

图7-1 斜方肌反射区

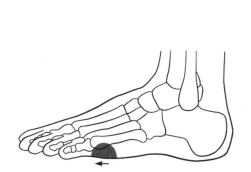

图7-2 肩关节反射区

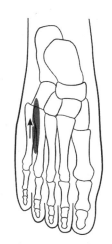

图7-3 肩胛骨反射区

他来谢我，我半开玩笑，又"忠告"两点：一是上电脑的时间不要太长，一有空就拱拱肩，直到拱不动为止，坚持下去一定有用。二是建议冬天和老婆一人一条被子睡觉，免得晚上睡觉时，两人之间被子盖不严，让寒气钻进来了。另外我还教给他一个简单的方法：每晚饭后散步时，缓步行走，手握拳，左脚向前踏，左手摆向前，右手摆向后；右脚前踏，手也右前左后，也就是一顺边地走，专治两肩疾病。

2. 肩周炎

肩周炎俗称冻结肩、漏肩风，好发于五十岁左右的中老年人，所以又称为"五十肩"，女性多于男性，肩周炎的症状是肩部酸痛、左侧多于右侧，肩关节活动受限，不能举臂，转臂，穿衣、梳头、扣腰带动作困难。天气寒冷、吹冷风时、夜间疼痛加剧，往往夜间痛醒。如果长时间不能缓解，会出现肌肉萎缩与痉挛等症状。

中医学认为，肩周炎多因中老年人肾气不足，气血渐亏，筋脉失于濡养，加之风寒湿邪侵袭所致；现代医学认为，中老年人软组织退行性改变、长期活动、姿势不良和外伤后治疗不当是肩周炎产生的主要原因。肩部直接感受风寒湿等的侵袭则是造成肩周炎的外在原因，此外，肩部活动量的减少可能也与发病有关，肩周炎女性患者多、左侧肩周炎多，就说明了这个问题。

患肩周炎时，肌和肌腱，滑囊和关节囊等结构出现慢性损伤，主要表现为增生、粗糙及关节内外粘连，从而产生关节疼痛和功能障碍。如果此阶段不坚持运动，后期关节粘连非常紧密，甚至和骨膜粘连在一起，此时疼痛虽然减轻，但关节活动范围却严重受限，难以恢复，可能造成残障。有的患者出现肩关节越酸痛就越不敢活动，活动范围就越小的恶性循环现象。

肩周炎一般一年能自愈，但若不配合治疗和功能锻炼，即使自愈也将遗留不同程度的功能障碍，造成肩关节活动范围严重受限，早期可使用理疗、针灸、推拿按摩等方法，热疗可以很好地增加局部的血液循环、减少肌肉痉挛、帮助肌肉放松。肩部运动之前，热敷可以增加运动的效果，超声波等深部热疗可有效减轻肩膀的疼痛。电疗可以降低疼痛及放松肌肉。

治疗的关键，是在发病以后，加强肩关节主动活动，在医生指导下进行积极的功能锻炼，阻止其活动范围越来越小的恶性循环。在患者可以承受的范围内运动，可以增加局部的血液循环。在急性期时，肩关节的活动往往仅能用被动的方式以健侧带动患侧做运动，逐渐加强肩关节的活动度。比如，由身体带动前后左右摆动，以及顺时针、逆时针方向绕圈的钟摆运动，摆动幅度应由小到大。还有面向墙壁，患侧向前伸直向上爬动的手指爬墙运动，均是很好的方法。

解除疼痛、完全恢复关节活动度是治疗肩关节囊炎的最终目标。只要注意保健运动，"五十肩"的治愈率其实非常高。但是。如果错过黄金治疗期，肩关节囊变硬会造成永久性关节挛缩。

足疗治疗肩周炎的方法是：选择肩反射区，斜方肌反射区，按摩两脚，每处按摩5分钟。再按摩肩胛反射区，肩胛反射区在双脚脚背第4跖骨、第5跖骨与楔骨间，呈一带状。肩胛反射区用示指关节自前向后推，每次每脚推按5分钟（图见肩膀酸痛）。

"预防胜于治疗"，平常保持运动的习惯并避免肩部受伤，就没有机会使肩膀冰冻起来。因此，尽量活动肩膀才可以降低"五十肩"的发生。中年人要注意以下几点。

（1）避免冷风直吹肩关节或睡卧露肩。

（2）不要在潮湿阴冷的地方休息。

（3）保持良好的活动姿势。

（4）防止肩关节损伤，万一损伤应及时规范治疗，进行早期功能锻炼。

（5）在中医师的指导下冬天适当进补，补益气血，促进血液循环。

3. 落枕

落枕是一种常见病，好发于青壮年，入睡前并无任何症状，晨起后却感到项背部明显酸痛，颈部活动受限。这说明病起与睡枕及睡眠姿势有密切关系。

落枕病因主要有两个方面：一是肌肉扭伤，如夜间睡眠姿势不良，头颈长时间处于过度偏转的位置；或因睡眠时枕头不合适，过高、过低或过硬，使头颈处于过伸或过屈状态，颈部一侧肌肉紧张，颈椎小关节扭错，时间较长即发生肌肉紧张，肌筋强硬不和，气血运行不畅，局部疼痛不适，动作明显受限等。二是感受风寒，如睡眠时受寒，盛夏贪凉，使颈背部气血凝滞，筋络痹阻，以致僵硬疼痛，动作不利。

落枕以一侧为多，或有两侧俱痛者，或一侧重，一侧轻。由于疼痛，使颈项不能自由旋转，严重者俯仰也有困难，甚至头部强直于异常位置。检查时颈部肌肉有触痛、浅层肌肉有痉挛、僵硬，摸起来有"条索感"。

落枕的治疗方法很多，手法理筋、针灸、药物、热敷等均有良好的效果。患者可在痛点做点压手法，点压时以不引起疼痛，有酸胀感为宜。还可对痛处肌肉进行拿捏，这样可以缓解疼痛和肌肉的痉挛。还可以配合活血舒筋，疏风活络药物内服，或活血止痛类膏药外敷。如配合热敷效果更好。

对于经常落枕、伏案工作的朋友，我总是劝他们重预防。关键增强颈部力量，

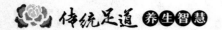

减少复发机会。方法是：

（1）两脚开立，与肩同宽，双手叉腰。

（2）抬头望月，低头看地。

（3）头颈向前或后转，眼看右方、头颈向左侧弯、头颈向左后转，眼看左方、头颈向右侧弯。

（4）头颈左右各环绕1周。

以上动作宜缓慢，并尽力做到所能达到的范围。要每日多做几遍。

要准备一个好枕头。一个适宜的枕头既不能太高也不宜太低，应掌握在侧卧时耳到肩的高度。买一个合适的枕头不容易，大概要试用几个高矮软硬不同的才能选出来。中国人喜欢买一对枕头，夫妻俩用一样的。这样做实际上并不科学，男性肩宽，枕头要高一些，女性肩窄，枕头要矮一些才舒服。过去我们的生活过于粗放，对于细节注意不够，吃饱穿暖就满足了，生活品质比较低。现在我们的生活富裕了，以为大把花钱，吃贵的，穿名牌就是生活品质提高了，其实那只是一方面，更要改变的，是我们贫穷时的生活习惯，是我们的劣质生活，用些心思，使我们的生活精致起来。

枕头也不能太宽太轻，柔软度以易变形为度。其次，做好防寒保暖。睡觉时盖被不但要盖全身，而且还要盖好颈部，将被子往上"拉一拉"。我总是提醒落枕患者，最好选购比被子大一号的被罩，或者是自己买布做个大些的，宽出来30厘米左右的边，可以把肩、颈盖严实，而且也舒服。

落枕起病较快，病程也很短，1周以内多能痊愈。及时治疗可缩短病程，不治疗者也可自愈，但复发机会较多。落枕症状反复发作或长时间不愈的应考虑是否为颈椎病。

常落枕的人在做保健足疗时，选颈椎、颈部反射区，双脚取穴。每次每脚推按5分钟。脚部按摩后，可以点按悬钟、养老、后溪、内关、外关、中渚、阳陵泉，这些穴对于强筋健骨、驱寒保暖、预防落枕很有好处（图7-4至图7-8）。

4. 坐骨神经痛

坐骨神经痛是指沿坐骨神经通路，即腰、臀部、大腿后、小腿后外侧和足外侧发生的疼痛等症状。按病损部位分根性和干性坐骨神经痛两种，根性坐骨神经痛的病变在椎管内，病因以腰椎间盘突出最多见。腰椎间盘突出引起的，常在用力、弯腰或剧烈活动等诱因下起病。疼痛常自腰部向一侧臀部、大腿后窝、小腿

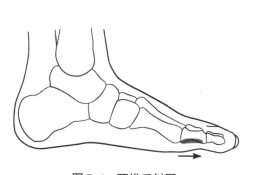

图 7-4　颈椎反射区

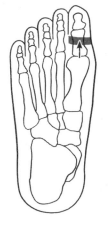

图 7-5　颈部反射区

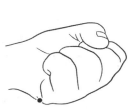

图 7-6　后溪

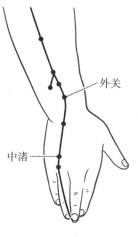

图 7-7　外关、中渚

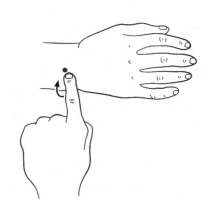

图 7-8　养老

外侧及足部放射，呈烧灼样或刀割样疼痛，咳嗽及用力时疼痛可加剧，夜间更甚。病人为避免神经牵拉、受压，常取特殊的减痛姿势，如睡时卧向健侧，髋、膝关节屈曲，站立时用健侧，日久造成脊柱侧弯。坐位时臀部向健侧倾斜，以减轻神经根的受压。患肢小腿外侧和足背常有麻木及感觉减退。

　　干性坐骨神经痛的病变主要是在椎管外坐骨神经行程上，病因有骶髂关节炎、盆腔内肿瘤、妊娠子宫压迫、臀部外伤、梨状肌综合征、臀肌注射不当及糖尿病等。

起病缓急也随病因不同而异。如受寒或外伤诱发者多急性起病。疼痛常从臀部向股后、小腿后外侧及足外侧放射。行走、活动及牵引坐骨神经时疼痛加重。

坐骨神经痛属于中医学的"腰痛""腰胯痛""筋痹"，本病主要由禀赋不足，正气虚弱，外感寒湿，或闪挫劳损等原因引起，各种原因相互错杂，各种病理也相互转化，如外感寒湿或内伤劳损日久不愈，可损伤正气，肝肾亏虚，气血不足，又易感受寒湿及损伤，劳损也常因起居不慎，感受寒湿引起发作。

坐骨神经痛与肝肾亏虚有关。如果病人血气虚弱，肝肾亏虚，加上劳累过度或有外感寒湿之邪导致寒湿闭阻经脉，血气淤滞而形成坐骨神经痛。足疗的治疗方法是采用清热利湿，舒筋活络，益肝肾。选取肾、输尿管、膀胱、腰椎、髋关节、膝、下身淋巴结、甲状旁腺反射区（图7-9至图7-11），每个反射区分别按摩2～4分钟，每日1～2次。

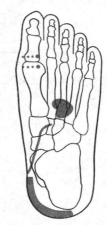

图7-9　肾、输尿管、坐骨神经、甲状旁腺反射区

另外还可以取穴：肾俞、大肠俞、秩边、环跳、殷门、委中、承山、昆仑、悬钟、夹脊、阿是穴敲打按揉，可加艾灸。

方法：手法由轻到重进行。应注意对中央型腰椎间盘突出症不要在腰背穴位做过重的按摩，伴高血压、心脏病、糖尿病等全身性疾病或严重皮肤病者、有明显骨质病变者禁忌使用背俞推拿。

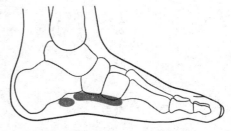

图 7-10　膀胱、腰椎反射区

方便的话艾灸疗法也不错：取麝香0.3克，与艾绒混合搓成麦粒大小，11颗为1次治疗量，取穴：以脊椎旁压痛点和沿坐骨神经走向相当于环跳穴及上下0.5寸处各1点，承山、阳陵泉、承扶、昆仑、阿是穴，有一定疗效。

另外，有个偏方对一些病人很有效，又不麻烦。我曾推荐给一个病人，他当时已经痛至小腿，不能上班，坐在家

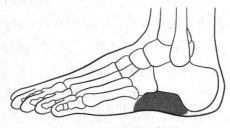

图 7-11　膝关节反射区

里也一阵阵抽痛。其他方法都试过，收效甚微。无奈之下，我告诉他这个办法试一试，他笑笑走了。过后几周见到他，病情依旧。一问，原来他不信这个偏方。我又嘱他试一试无妨。两个月后打电话，告诉我他好了。原来，他在百般无奈下，想起我的办法，试了 1 周，竟不痛了。后来又有轻微反复，再用，没有再发。方法是，找一个铜钱和一个铝钱，把铜钱贴在足外踝下的申脉穴上，用胶带固定（图 7-12 至图 7-13）。把铝钱贴在手掌侧面的后溪穴上，也用胶带固定。左腿坐骨神经痛贴在右侧手脚上，右腿坐骨神经痛贴在左侧手脚上。每日上、下

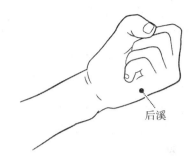

图 7-12 后溪

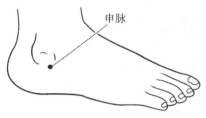

图 7-13 申脉

午各 1 次，每次半小时至两小时，直至痊愈。如果白天不方便，也可以晚上贴，早上取下。

预防坐骨神经痛要注意以下几点。

（1）防止风寒湿邪侵袭。风寒湿邪能够使气血受阻，经络不通。既是引起坐骨神经痛的重要因素，又是导致坐骨神经痛病情加重的主要原因。

（2）防止细菌及病毒感染。原发性坐骨神经病也就是坐骨神经炎，是神经间质的炎症，多因牙齿、鼻旁窦、扁桃体等感染后，病原体（细菌或病毒）产生的毒素经血液侵袭坐骨神经而引起。细菌或病毒感染既能致发本病，又能加重本病。

（3）注意饮食起居调养。注意锻炼身体，饮食有节，起居有常，戒烟限酒，增强体质，防避风寒侵袭，避免或减少感染发病机会。

5．足跟痛

足跟痛是老年人常见的一种疾病，随着人的年龄增长，足部筋膜会发生退行性变。老年人体弱多病，足跟部皮肤软化，足部的纤维组织失去弹性，很容易受伤，并难以恢复原有的结构。年老以后，脚掌的脂肪纤维垫变薄，加上缺钙，行走时足部有触痛感。再加上因骨质增生，形成骨刺，行走、负重对足底软组织产生压

迫而痛。这种疼痛常常持续存在而得不到缓解。老年血管弹性差,微循环欠佳,受凉、穿鞋不适都可引起足跟痛。特别是年轻时脚部受过过度劳累,有过伤损,更容易在老年以后发生足跟痛。

足疗对老年足跟痛有良好的治疗效果。按摩全足,按摩基本反射区如肾、肾上腺、输尿管、膀胱,另外,着重按摩额窦、大脑、小脑、垂体、甲状旁腺、甲状腺、性腺、颈椎、胸椎、腰椎、骶骨等,可以缓解足跟痛,如果能够坚持,可以治愈(图7-14至图7-16)。

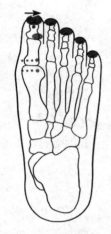
图7-14　额窦、垂体、甲状旁腺、小脑反射区

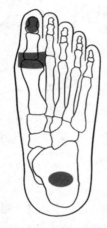
图7-15　大脑、甲状腺、生殖腺反射区

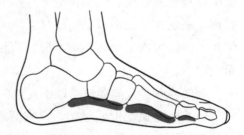
图7-16　颈椎、胸椎、腰椎反射区

中药浴足对足跟痛也有一定的辅助作用。

(1)夏枯草20克,陈醋1000毫升,将药放入醋内浸泡后煎煮20分钟,每次用醋汁浴足30分钟,两天换药1次。

(2)五加皮12克,川椒12克,芒硝16克,老葱根切段,以上诸药加水煎煮后浴足,每次30分钟。

为了预防或缓解老年足跟痛,可以每日用药水或热水浴足,促进血液循环。平时选穿宽松舒适的鞋袜。饮食营养宜平衡,多吃富含钙质的食物,多晒太阳。适当锻炼,劳逸结合,不要久站久行,特别注意不要负重行走。中老年人在走路的时候,可以刻意地采取弹跳行走的姿势,增强脚部韧带肌肉的强力,特别是足弓。

这对预防足跟痛是很好的方法。

6. 踝关节扭伤

在外力作用下，关节骤然向一侧活动
而超过其正常活动度时，引起关节周围软
组织如关节囊、韧带、肌腱等发生撕裂伤，
称为关节扭伤。轻者仅有部分韧带纤维撕
裂，重者可使韧带完全断裂或韧带及关节
囊附着处的骨质撕脱，甚至发生关节脱位。

（1）外侧韧带损伤：由足部强力内翻
引起。因外侧韧带薄弱，使足内翻活动度
较大，外侧韧带损伤较为常见。外侧韧带
部分撕裂，较多见，其临床表现是踝外侧
疼痛、肿胀、走路跛行；有时可见皮下淤血，
外侧韧带部位有压痛，使足内翻时，引起
外侧韧带部位疼痛加剧。

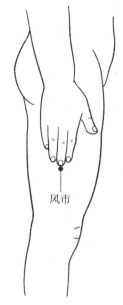

图 7-17 风市

（2）内侧韧带损伤：由足部强力外翻
引起，发生较少。其临床表现与外侧韧带
损伤相似，但位置和方向相反。表现为内
侧韧带部位疼痛、肿胀、压痛、足外翻时，
引起内侧韧带部位疼痛，也可有撕脱骨折。

如外侧韧带损伤较轻、踝关节稳定性
正常时，早期可抬高患肢，冷敷，以缓解
疼痛和减少出血、肿胀。2～3天后可用

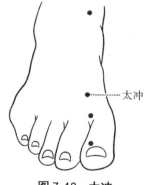

图 7-18 太冲

理疗、封闭、外敷消肿止痛化瘀药物，适当休息，并注意保护踝部（如穿高筒靴等）。
如损伤较重，应去医院治疗。

按摩可以缓解症状，方法是仰卧，点按风市、足三里、太溪、昆仑、丘墟、悬钟、
解溪、太冲等穴（图7-17，图7-18），以通经络之气；再以揉、摩等法由上而下在
小腿及局部周围施术，以活血祛瘀，消肿止痛。

7. 踝管综合征

踝管又称跖管，位于踝关节内侧，是小腿后面与足底深部蜂窝组织间的骨纤维组织所形成的一条管道。它的浅面为跨于足内踝和跟骨结节之间的分裂韧带，深部为跟骨、距骨和关节囊。踝管内，由前外向后内依次为胫后肌腱、趾长屈肌腱、蹞长屈肌腱和胫后神经及胫后动、静脉通过。胫神经在出跖管时，于分裂韧带深部分为足底内侧神经与足底外侧神经，两终支入足底，肌支支配诸肌，皮支分布于足底的皮肤。

足部活动量突然增加，或踝关节内侧反复扭伤，使踝管内肌腱产生摩擦而形成腱鞘炎，腱鞘肿胀、肥厚，跖管内容积增大，致跖管相对狭窄，由于管内压力增高，产生足底内、外侧神经受压症状。

分裂韧带退变增厚，踝管内跟骨骨刺形成及骨折等，均可导致踝管狭窄，出现神经、血管受压症状与体征。

本症的初期症状是站立或行走过久时，内踝后部疼痛不适，休息后即可缓解。随着病情的加重，上述症状反复出现，发作时间逐渐延长，病人有跟骨内侧与足底麻木或蚁行感。严重者，可出现足趾皮肤干燥、发亮，与足部肌肉萎缩等。用手轻叩内踝后方，足底部针刺感加剧。足极度背伸时，症状亦可加重。

按摩可舒筋通络，行气活血，祛瘀止痛。按摩部位以踝管部为主，小腿后侧和足部为辅。取穴承筋、承山、阴陵泉、三阴交、太溪、照海、水泉、然谷穴

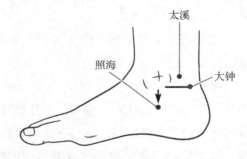

图 7-19　太溪、照海、大钟穴

（图 7-19）。每次治疗时间 10 ～ 15 分钟为宜，手法以病人能耐受为度。

8. 跟腱扭伤

跟腱是由小腿三头肌向下移行合成的粗大肌腱，止于跟骨结节。跟腱与其表层的深筋膜之间有一种腱围组织，其结构近似滑膜。跟腱腱周组织在踝关节屈伸活动过程中起润滑作用，以防止跟腱磨损。

本病主要症状是跟腱疼痛。早期疼痛发生于活动开始时，稍活动后疼痛可减轻，但用力跑跳时症状加重。随着症情的加重，凡牵扯跟腱时均可产生疼痛，如登山、上下楼梯、行走时间过久等。

检查时,跟腱表浅部位压痛,捻动跟腱时疼痛明显,或出现捻发感（或捻发音）。晚期,可在跟腱处触到硬块,局部增粗呈棱形。

按摩治疗主要是活血祛瘀,舒筋通络。按摩部位在小腿后侧及足跟部。取穴承筋、承山、痛点、跗阳、昆仑、太溪、仆参等（图7-20,图7-21）。每次治疗时间15分钟为宜,刺激量视伤情而定。

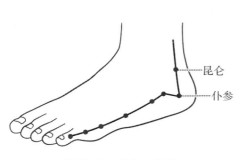

图 7-20 昆仑、仆参

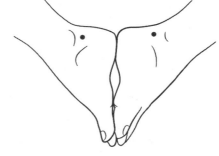

图 7-21 照海

（1）首先,推揉小腿跟腱。病人俯卧位,踝部前方垫枕。术者立于伤侧,用双手自上而下交替推小腿至足跟部十数次；然后,用一只手小鱼际或掌指关节部缓和而沉稳地沿小腿中部滚至足跟数分钟。

（2）其次,揉搓捏拿跟腱。病人俯卧位,用双手掌或鱼际部着力揉、搓跟腱及其两侧数分钟；然后,使膝关节屈曲90°,踝关节跖屈,充分放松跟腱。在此姿势下,另手由上向下柔和地捏、拿小腿后侧筋肉数十次。捏拿时,亦可配合踝关节背伸、跖屈活动。

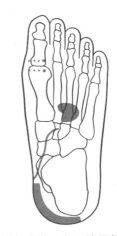

图 7-22 甲状旁腺、肾、输尿管、坐骨神经反射区

（3）最后,按揉穴位动踝。病人俯卧位。用单手拇指按揉承筋、承山、跟腱部痛点,及拇指对压昆仑、太溪穴,各半分钟；然后,病人仰卧位,术者一手托足跟,另手握足掌,再左右摇转踝关节数次。

9. 跖筋膜劳损

跖筋膜即跖腱膜，是足底的深筋膜，位于足底部，附着在跟骨结节上，其中央部分坚强，内、外侧部分薄弱，有保护足底肌肉、肌腱，协助活动，保护足底关节，支持足弓的作用，同时又是足底某些内在肌的起点。日常挑担、负重行走、长途跋涉、局部挫伤均可引起跖筋膜劳损。跖筋膜劳损以足跟下或足心疼痛、足底有紧张感、不能久行、遇劳累更甚、得热则舒、遇寒痛增为特点。

按摩部位是：甲状旁腺、肝、肾、输尿管、膀胱、生殖腺、腰椎、膝、生殖腺、上身淋巴结、下身淋巴结反射区。拇指按压承筋、承山、阴陵泉、三阴交、太溪、照海等穴（图7-23，图7-24），各半分钟。

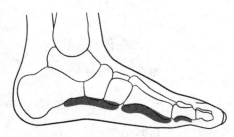

图 7-23　腰椎、颈椎、胸椎反射区

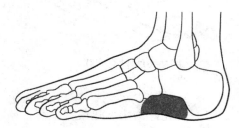

图 7-24　膝反射区

10. 膝关节炎

膝关节炎是膝关节的常见疾病，中老年人患关节炎的很多。膝关节炎分为骨关节炎、类风湿关节炎和创伤性关节炎。骨关节炎是最常见的关节炎，以软骨的慢性磨损为特点。多发生在中老年，在疾病的初期，症状轻微，表现为关节的僵硬不适感，活动后好转。可急性发作，休息及对症治疗后缓解。创伤性关节炎，是在关节骨折、韧带损伤或半月板损伤等膝关节创伤后逐渐出现的关节炎。临床表现与骨关节炎相近。类风湿关节炎可发生在任何年龄，通常有其他关节的病变。

关节炎的最常见症状就是疼痛，还有僵硬和肿胀，关节的活动受到一定程度的限制。有的晨起疼痛加重，并伴有晨僵。疼痛往往在长距离行走、爬楼梯及下蹲后加重。疼痛也会使病人感到关节无力。

在关节炎早期，主要是改变生活方式，包括减轻体重，改负重、跑跳运动为游泳、骑车活动。避免如爬山和爬楼梯等使膝关节受累的运动。

在日常，可加强股四头肌的肌力训练，稳定膝关节，改善关节的营养状况。比如坐在椅上，将腿抬平伸直，每次尽量坚持，每天数次。有些运动是不适合膝关节炎患者进行的，如不应该拼命地用双手左、右碾磨膝关节，不应该长距离地跑步；不应该拼命、长时间地做下蹲、站起运动。这些动作会加重膝关节表面软骨的磨损，使病情加重。打拳也不适宜膝关节病人，因为弓步、骑马蹲裆式、下蹲等，关节病人比较吃力。

　　有人介绍用生姜治疗关节炎。方法是每天吃生姜不少于 5 克，连续 3 个月有效。这个办法简单，据说孔子每日食姜得以长寿。

　　膝关节炎自疗保健法要按反射区脾脏、胸部淋巴结、下身淋巴结、膝关节、肾、膀胱、输尿管。还可以按摩血海、犊鼻、足三里、阳陵泉穴（图 7-25 至图 7-29）。

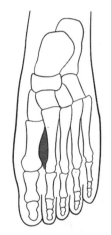

图 7-25　胸部淋巴结反射区

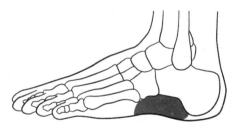

图 7-26　膝关节反射区

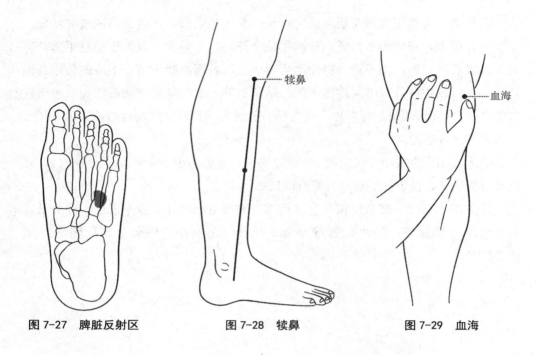

图 7-27 脾脏反射区　　　　　图 7-28 犊鼻　　　　　　图 7-29 血海

11. 腰痛

腰痛是人们工作、生活中的常见病。尤其是在长期保持坐立姿势工作的人中，腰肌劳损患者更为多见。腰肌劳损是腰部肌肉、椎间盘与韧带组织的慢性损伤，造成的原因很多，例如长期姿势不良，使腰肌长时间处于牵拉状态，造成累积性劳损变性，软组织疲劳则产生腰背酸痛；有人腰椎先天或后天畸形，或腰部外伤后，长期卧床不起，腰背肌长时间疲劳，如果腰部软组织急性损伤治疗不当，或反复损伤使组织不能得到充分修复，产生纤维化或瘢痕形成，也是慢性腰痛的原因。

腰腿病往往是相连的，可以试用以下几种方法。

（1）捏跟腱：跟腱位于足跟的后上方。用两手的拇指和示指的中节稍用力分别捏两侧跟腱，以能耐受为度，捏 20～30 下即可。

（2）推小腿：如果是小腿后面麻木疼痛，就推小腿肚儿；如果是小腿外侧麻木疼痛，就推小腿靠小脚趾的那一侧。方法是坐在凳子上，用掌根或大鱼际由上向下保持压力向下推，推 20～30 次。

（3）点穴：取坐位，用两手中指的指尖分别点按两腿委中穴（膝关节后窝正中）1～2 分钟，被按部位应出现酸、麻、胀的感觉。

（4）点按太冲穴：取坐位，用大拇指或中指用力点按一侧太冲穴 3 ～ 5 分钟，再点按另一侧。患者前后、左右转动腰部。

（5）抖腿：站立时，用健侧腿持重，患侧放松，手掌按在大腿后方左右抖动肌肉 1 ～ 2 分钟，然后坐下，微屈膝关节，手掌按在小腿后方，左右抖动肌肉 1 ～ 2 分钟。抖动要连续、流畅、自如。

足部反射区按摩腰椎、肾脏、肾上腺、坐骨神经、大脑、小脑、肝脏、脾脏等反射区（图 7-30 至图 7-33）。

日常应该注意保暖防潮，经常进行腰腿部的热敷及弯腰、伸腰、转腰、蹲起活动，以利于腰腿痛的防治。

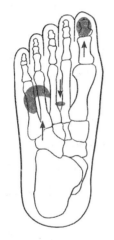

图 7-30　肝脏、肾上腺、
大脑反射区

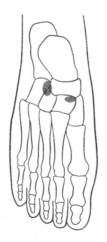

图 7-31　腰痛反射区

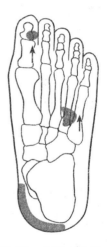

图 7-32　小脑、脾脏、
坐骨神经反射区

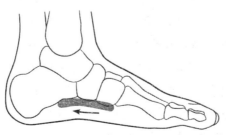

图 7-33　腰椎反射区

12. 尿失禁

一个中学时代的女同学，在班聚之后打电话找我，说要单独谈一谈。我猜她一定有什么难言之隐。果不其然，落座寒暄几句以后，到底是老同学，虽然尴尬，她还是道出了她的难题。原来她年过四十以后，就出现憋不住尿的毛病，以至于不得不很"淑女"，即使非常开心也不能开怀大笑，上下楼梯也只能莲步轻摆，不敢爬山，免得尿失禁，当众出丑。打个喷嚏也担心会尿失禁。有时尿急走不到厕所就已"挡不住"尿在裤子里了。更令人脸红的是夫妻燕好，正享受高潮时，膀胱也不自主收缩而尿出来。

尿失禁不仅生活中有许多尴尬，因尿液经常浸湿内裤，还会造成会阴皮炎，甚至会引发真菌性阴道炎等症。所以尿失禁宜尽快加以治疗，不可听之任之。绝大多数患者经治疗后能完全治愈或使症状缓解。如何选择治疗方法则应根据诊断结果来决定。

在确定诊断后，医生会考虑你的特殊情况，为你推荐适当的治疗方案。例如加强盆底肌肉治疗、药物治疗和手术治疗。一般而言，尿失禁须要综合治疗，例如加强盆底肌肉治疗和药物治疗联合应用。

对于绝大多数尿失禁患者来说，特别是中年妇女，通过一种名为"凯格尔操"（盆腔底部肌肉锻炼法）的自我疗法即可有效治愈尿失禁症。"凯格尔操"的方法十分简单：病人平卧于床，深深吸一口气，然后用力提肛 20 ～ 30 次，每次时间为 3 ～ 10 秒钟。每日三遍，这种方法可使松弛的尿道括约肌与会阴、阴道肌重新恢复正常功能。只要坚持锻炼"凯氏操"十六周以上即可基本治愈尿失禁。该方法的有效率可达 77%。如若"三天打鱼，两日晒网"式地锻炼则效果可能不明显。这种练习，不仅可以纠正尿失禁，而且可以纠正阴道松弛，提高房事的质量。

中医学认为，人之所以会出现尿失禁的情况，是因为肾气虚，中气下陷导致。因此，治疗时多采用补益肾气，提升中气。民间常用艾灸神阙、关元、中极、涌泉等穴位，其具体方法是：点燃艾条，在以上诸穴位轮换熏，每个穴位处感到灼热难忍时换穴再灸，一般一次需要半小时。一日一次，连续灸 1 周，如果症状消失，即可停灸。再次复发时，如法再灸 1 周。如此反复施灸，可很快控制病情。

坚持足疗对治疗尿失禁也有一定效果，可以选择肾、输尿管和膀胱反射区（图7-34，图7-35）。三区连续按摩，从肾反射区斜按至膀胱，双脚，每脚每次 5 ～ 10 分钟。另外按摩脚内侧的尿道和前列腺反射区，自上至下推 10 分钟。加按涌泉穴。

某些天然药物亦能辅助治疗尿失禁，其中包括玉米须、当归、熊果叶与黑芝麻等。

给尿失禁患者的另一忠告是，平时一定要多喝水。不要担心多喝水会多小便。因为水能稀释尿的浓度，而过浓的尿液反而会刺激膀胱，故多喝水能降低膀胱的敏感性。

总而言之，尿失禁症绝非小病但也不是"不治之症"，关键在于病人应学会正确的自我疗法。

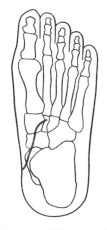

图7-34　输尿管反射区

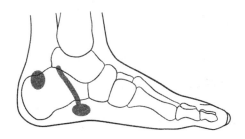

图7-35　尿道、前列腺、膀胱反射区

13. 泌尿系统感染

泌尿系统感染是一种常见疾病。包括尿道炎、膀胱炎和肾盂肾炎。本病有急性与慢性之分，女性发病率较男性高。急性泌尿系感染的典型临床表现是尿频、尿急、尿痛、尿多或尿少，并伴有高热、寒战等全身症状，若急性期未能及时治疗容易转成慢性，表现为低热、乏力、腰痛、尿路刺激症状不典型。

中医学认为此病多系湿热下注，侵犯肾与膀胱，下焦不利所致。中医学认为本病或因过食肥甘辛热，脾胃运化失常，积湿生热，湿热下注膀胱；或外阴不洁，秽浊之邪侵入膀胱，酿成湿热，或久病体弱，脾肾两虚，外邪乘虚而入，以致湿热蕴结下焦，膀胱不利。

足疗选择肾脏、输尿管、膀胱、脾脏、下身淋巴、胸部淋巴、阴道等反射区

（图 7-36 至图 7-39）。肾脏、输尿管、膀胱三反射区连按，从肾脏斜推按至膀胱穴。双脚取穴，每次按摩 5～10 分钟。脾脏穴左脚取穴，每次按摩 3 分钟，用点穴法。足三里、三阴交、涌泉穴加重按摩。其他穴每次也是 5 分钟。反复感染，要在每日做完全套足道保健后，加按这些穴位。注意按摩后要多饮水。

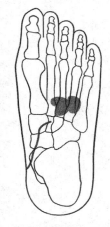

图 7-36　肾脏、输尿管、脾脏反射区

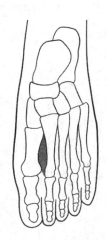

图 7-37　胸淋巴反射区

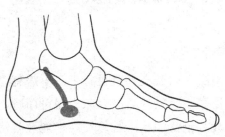

图 7-38　膀胱、尿道反射区

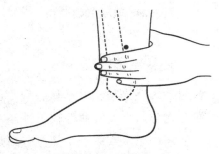

图 7-39　三阴交

★ 附：有辅助治疗效果的药茶

鲜绿豆芽茶

配方：鲜绿豆芽 500 克。

制法：榨汁加白糖适量。

用法：频饮代茶，不拘量。

功效：此方对尿路感染、小便赤热、尿频等症有疗效。

鲜甘蔗茶

配方：鲜甘蔗 500 克，嫩藕 500 克。

制法：鲜甘蔗去皮切碎，榨汁；嫩藕去节切碎，取汁与蔗汁混合。

用法：每日 3 次饮完。

功效：此方能治小便赤热等症。

茵陈茶

配方：茵陈 10 克。

制法：洗净切碎，以沸水冲泡，代茶频饮。

功效：此方消炎利尿，对尿路感染、尿频等症有疗效。

14．焦虑

焦虑是一种心理与身体焦虑的状态，这种状态不是其他疾病造成的。焦虑时的情绪表现是非常不安与恐惧，患者常常对现实生活中的某些事情或将来的某些事情表现得过分担忧，有时也可以无明确目标的担忧。这种担心往往是与现实极不相称的，使患者感到非常的痛苦。同时，还常常伴有自主神经亢进、肌肉紧张等自主神经紊乱的症状。

如果严重到焦虑症的程度，患者就难以控制自己的担心，容易激怒，注意力无法集中。入睡困难、睡眠不稳或不踏实，肌肉紧张，容易疲劳。过分紧张或担心会影响正常的学习、工作和生活，影响正常的思维和决策，而且这 种情况在一段时间内重复出现。焦虑的严重程度和持久性跟日常生活中的琐碎是很不相称的。

焦虑使人时刻好像在等待着不幸的到来，不论什么事，总害怕会出现最坏的结局。比如吃了一些被污染的食物，马上想到会患癌症，想到死亡。孩子去游泳，便想到孩子可能溺水。常坐卧不宁，缺乏安全感，整天提心吊胆，心烦意乱，对外界事物失去兴趣。严重时常伴有睡眠障碍和自主神经不稳定现象，如入睡困难，做噩梦，易惊醒，面色苍白或潮红，易出汗，四肢发冷，手指发麻，肌肉跳动，眩晕，心悸，胸部有紧压或窒息感，食欲不振，口干，腹部发胀并有灼热感，便秘或腹泻，尿频，月经不调，性欲缺乏等。有些人为上述躯体不适而焦虑不安。常伴有不安的动作，如不断地眨眼，敲打手指或捶手顿足等。

认知过程，或者是思维方式，在焦虑症状的形成中起着很重要的作用。焦虑症者常把未知的事件解释成危机的先兆，认为坏事情会落到自己头上，认为失败在等待着他们，低估自己对消极事件的控制能力。焦虑心理的形成与思维方式有关，首先要能够自己排解疏导，靠药物治疗往往难以完全奏效。古人说，"身安为乐，无忧为福"，荀子甚至调子更低一些，他认为"无祸即福"，这当然跟他所处的不安定环境有关。但是，总的来说，人生在世，要把自己的底线放低一些，底线放低，成就感就高了，满足感就高了，焦虑就少得多。对一件事情，不要追求100%的满足，达到75%就很不错了。因此前人才说"带些不足，安知非福？"过于追求圆满，满则亏。留一些缺憾，未必不是生活的动力。

性子急躁，争强好胜，而又不爱发泄的人，心理压力大，容易发生焦虑。这种人往往肝气不舒，肝血不足。日常眼睛酸涩，头痛，眼睛胀痛或视物不清，梦多。在日常，可以经常按揉大敦、行间、太冲穴，对缓解肝郁、平心静气十分有效。

说到太冲（图2-23），它可是肝气不舒体质之人的保健要穴。太冲是肝经的发源地，经常按摩太冲，可以使人心平气和，排解焦虑和郁闷。太冲的作用不止于此，肝开窍于目，当工作压力过大，伏案时间过长，肝郁不舒时，眼睛就会酸胀，在做足部保健按摩以后，加揉太冲，可以得到舒缓。再如，妇女心情郁结一久，会出现乳腺增生，揉一揉太冲，可以宽心顺气，调节情绪。每天从太冲往上沿肝经揉一揉，敲一敲，可以使乳腺增生得到治疗。

足部按摩，可以选肾脏，沿输尿管，推至膀胱，双脚取穴，三个反射区共按摩5～10分钟。胃、十二指肠、胰腺三个反射区要连续按摩，每次5～10分钟，最后按摩大脑反射区，大脑反射区在十个趾尖，要蹰趾、二趾依次捏揉，每趾揉2～3分钟（图7-40至图7-42）。

在没事的时候，按揉膻中穴和乳根穴，对于舒肝顺气，平心静气，去除烦躁很有效果，可以试一试。膻中穴属任脉，男性在两乳头之间的地方，妇女乳头下垂，可取胸骨正中线上与第4、第5肋间平齐的地方。

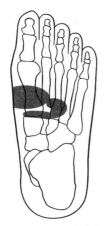

图7-40 肾脏、胰腺、
胃反射区

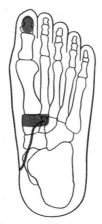

图7-41 输尿管、十二
指肠、大脑反射区

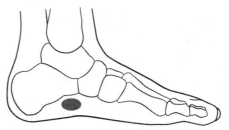

图7-42 膀胱反射区

15．神经衰弱

神经衰弱是一种由于长期的情绪紧张和精神压力，使大脑功能轻度障碍所致的精神活动能力减弱的神经症。多为持久的工作、学习负担过重、睡眠不足、情绪压抑，事业挫折、人际关系紧张等心理社会因素造成大脑内抑制过程弱化。自制力减弱，兴奋性增高。发病年龄多数在16—40岁。以脑力劳动者占多数，病程比较长，时轻时重。病情的变化常与心理社会因素有关。1985年《中华神经精神科杂志》编委会在《神经症临床工作诊断标准》中重写了神经症的定义"神经症指一组精神障碍，为各种躯体的或精神的不适感、强烈的内心冲突或不愉快的情感体验所苦恼。其病理体验常持续存在或反复出现，但缺乏任何可查明的器质性基础，患者力图摆脱，却无能为力"。我国的诊断标准如下。

（1）至少具备下列四组症状中的三项，方可诊断为神经衰弱。

①衰弱症状：精神疲乏、脑力迟钝、注意力难集中、记忆困难、工作学习不能持久。

②兴奋症状：工作学习、用脑均可引起兴奋，回忆及联想增多，自己控制不住，

可对声光敏感，并且语言增多。

③情绪症状：紧张、易激动、烦恼。

④心理症状：紧张性疼痛（头痛、腰背或肢体痛），睡眠障碍（如入睡困难、多梦、易醒、醒后乏力），自主神经功能障碍（如心悸、多汗）。

（2）病程迁延至少 3 个月以上，病情常有波动。休息后减轻，工作学习紧张则加重。

（3）如伴有焦虑情绪往往是短暂的、轻微的，在整个病程中不占主导地位。

中医学认为，神经衰弱多系心脾两虚或阴虚火旺所致，治疗时应按辨证施治原则，选择不同的处方。根据中医辨证，治疗神经衰弱有疏肝解郁、理气化痰、活血通络、滋阴潜阳、重镇安神、健脾益气、养心安神等治法，中成药有安神健脑片、柏子养心丸、归脾丸等。此外，针灸、气功、推拿、拔罐等传统的中医疗法，对部分神经衰弱也有一定疗效，可在医师指导下选用。

足疗对缓解精神压力有独到之处，每日热水浴足，然后可选用以下穴位：甲状旁腺、甲状腺、小脑、脑下垂体、颞叶、肾脏、输尿管、膀胱反射区。甲状旁腺、小脑、脑下垂体可用按摩棒点按，每次每穴 5 分钟。肾脏、输尿管、膀胱穴要连按。另外可加按内关（手厥阴心包经，在掌腕第一横纹正中直上 2 寸，两筋中间）、足三里、三阴交、太冲穴（图 7-43 至图 7-46）。

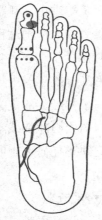

图 7-43 甲状旁腺、脑下垂体、输尿管、小脑反射区

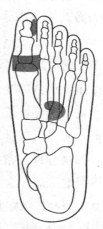

图 7-44 甲状腺、颞叶、肾脏反射区

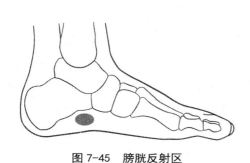

图 7-45　膀胱反射区

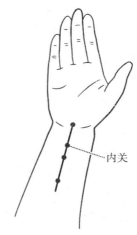

图 7-46　内关

16．失眠

良好的睡眠习惯是获得高质量睡眠的重要条件，而高质量的睡眠对解除大脑的疲劳及保持充沛的精力有着直接的关系。改善睡眠，除了吃安眠药物，没有一种对每位都有效的方法，只能是根据不同的体质，在众多的安眠方法中选择。

失眠包括入睡困难：睡后 1～2 小时仍不能入眠，梦境连绵：睡得很浅，且常常做梦；早醒：入睡后醒来较早，且醒后无法再睡，或就寝后时睡时醒。如有的病人几个晚上通宵不眠，在床上辗转反复；有的病人则夜间睡眠减少；有的病人则早醒，常常凌晨 2～3 时起床活动；有的则睡眠倒置，白天睡眠，夜间不能入睡等睡眠紊乱。持续较长时间的睡眠障碍就是患了失眠症。

失眠最主要的症状为睡眠不足，还常可伴随许多不适的症状及精神表现，如头晕目眩、心悸气短、体倦乏力、不思饮食、自汗盗汗、耳鸣耳聋、终日惕惕、胆怯恐惧、急躁易怒、胸胁胀满、恶心口苦、腰酸腿软、注意力不集中、健忘、工作学习效率下降，甚至失去工作和学习的能力。

严重的失眠还会诱发一些心身性疾病，如出现消瘦、心动过速、腹泻、便秘、血压升高、消化道溃疡病、抑郁症、焦虑症、阳痿、性欲减退等，甚至可引起自杀的行为。

造成失眠的因素较为复杂，有的由心理因素诱发，有的由躯体疾病引起（如甲状腺功能亢进、肺结核、心脏病），而年龄、生活习惯、环境等因素，也与失眠有着密切的关系。过分紧张是主要原因。失眠大多数是由心理因素引起的。工作中的压力、人与人之间的竞争和各种矛盾，以及家庭中的不和谐等，常常难以应付，从而使人们的精神处在一种高度紧张的状态。这种紧张状态使得睡眠时情绪无法平静，心神不安，失眠随之而来。不少失眠者是由于对睡眠的错误认识引起的。他们认为每晚必须睡 8 小时，当自己睡不足此量时，便产生疑虑，担心睡眠不够。人们在日常生活中，会经常遇到急性应激事件，使人过度兴奋，引起睡眠障碍。大多数人随着事件的解决，睡眠马上恢复正常。可一些人对这种偶尔的睡眠障碍顾虑重重，怀疑是严重的失眠症或神经衰弱之类的疾病。这样，原来的心理应激平复后，对失眠的焦虑反而成了主要的心理紧张压力。患者每晚提心吊胆地怀着惧怕失眠的心情就寝，结果越是紧张焦虑，越是难以入睡，刚要睡着，又自行惊醒，即使入睡后，睡眠质量也较差。如果这时医生给用安眠药，就有可能使此人经常求助于安眠药，甚至发展成为失眠症患者。

实际上，每个人入睡时间的长短不同，所需睡眠时间也因人而异，只要没有严重的睡眠不足感，就无须为睡眠时间较短而担心；就是接连几个晚上睡眠较差也不要焦虑，可以听其自然、疲劳了总会睡好；任何人的睡眠都呈现周期性变化，并非每晚都睡得一样好。只要对睡眠有一个正确认识、不要为睡眠中出现的一些暂时性障碍担忧，多数失眠症患者有可能自然痊愈。另外，精神愉快的人患失眠的少。一个人的精神愉快与否，对健康的影响颇大。精神愉快的人，心胸坦荡，无忧无虑，吃得下，睡得着，健康状况当然也就相对地会好一些。可是人们生活在社会中，难免会遇到一些不愉快的事，这就需要自己调节。

中医学认为，失眠主要是内在因素所致。如体弱、忧虑、抑郁等，主要病变在心，与心神的安定与否有直接的关系。因为心藏神，心神安定，则能正常睡眠，如心神不安，则不能入睡。不论是心经自病，或者脾病、肾病、肝病及胃病影响于心，均可导致失眠。其中由于思虑不解、劳倦过度、损伤心脾而发病的较多。心脏受损，则心血不足，心神失养，不得安宁，因而不能成寐；而心血不足，与脾气受伤密不可分，脾伤则气血生化不足，不能上奉于心，心失所养，因而心神不安。这种心血虚而引起的失眠，还可见于虚弱之人，或者产后失血、生育过多的产妇，以及老年人形体日衰等，其关键在于心血不足，病变涉及心脾两脏。中医学认为睡眠乃系心神所主，是阴阳之气自然而有规律的转化结果，这种规律一旦破坏，就可导致不寐。张景岳在《景岳全书·卷十八·不寐》中说："盖寐本乎明，神其主也，神安则寐，神不安则不寐。"

总之，脏腑功能紊乱、邪气阻滞、气血阴阳平衡失调、神志不宁是发生失眠的基本病机。

因为全世界失眠者人数众多，所以调节睡眠紊乱的方法也非常多。足疗从放松到安眠，对许多人都有奇效。

晚间可以热水足浴 30～40 分钟，然后做足部按摩，足部按摩治疗失眠主要是头部诸反射区，包括大脑、额窦、小脑、脑下垂体、颞叶，另外，可配肝脏、肾脏、心脏、胃、脾脏等反射区。体弱的人加按三阴交、足三里、内关（图 7-47 至图 7-49）。

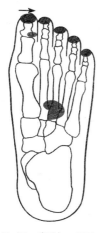

图 7-47　肾脏、额窦、
小脑反射区

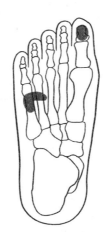

图 7-48　肝脏、大脑
反射区

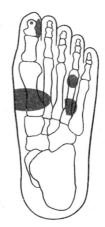

图 7-49　脑下垂体、颞叶、
胃、脾脏、心反射区

足部按摩后仰卧床上，双眼微合，把注意力集中在双手或双脚上，全身肌肉极度放松，用手或脚的沉重感来体验肌肉的松弛程度，越觉沉重表明肌肉越加松弛，同时进行缓慢、均匀、深长的呼吸。练习时不进行任何思考，意念不能离开手或脚的沉重感，一旦出现与放松训练无关的思想，应立即停止，把注意力引回到手脚沉重感的体验上。患者一般能在练习中安然入睡。一部分患者在刚开始时可能不顺利，不要灰心，坚持一段时间训练后可以取得良好的催眠效果。

如果你心烦意乱，不能放松自己，可以试试其他的方法。

（1）足药浴：取生龙牡 30 克，磁石 20 克，青黛 10 克，菊花、首乌藤、合欢花各 15 克，水煎两次，去渣，加适量开水，每晚洗足 15 分钟后入睡。或是磁石、菊花、黄芩、首乌藤，水煎 2 次，去渣取汁，倒入浴盆中，趁热浸洗双足 15 ～ 30 分钟，每晚 1 次。要注意足部保暖，双脚凉的人的睡眠质量差，最好穿着厚袜子睡觉。

（2）赤脚散步：赤脚走路时，地面刺激足底的穴位，可以促进血液流通，相当于在做足底按摩，对帮助人们入睡有一定好处。

（3）每天按摩涌泉穴：治疗失眠的另一个小窍门，就是每天洗脚后按摩涌泉穴 10 ～ 15 分钟。按摩涌泉穴还有助于治疗神经衰弱、精神减退、倦怠感、妇科病、失眠症、高血压、晕眩、焦躁、糖尿病、过敏性鼻炎、更年期障碍、怕冷症、肾脏病等。

（4）用朱砂 3 ～ 5 克研成细面，用干净白布 1 块，涂糨糊少许，将朱砂均匀黏附于白布上，然后外敷涌泉穴，胶布固定。用前先用热水把脚洗净，睡前贴敷。朱砂有清心、定惊、安神的功能。此法常用于心火亢盛所致心神不安、胸中烦热、惊悸不眠者。

另外，练太极拳可以调整神经功能活动，使高度紧张的精神状态得到恢复，阴阳达到平衡。因此，练练拳放松养神，能够治疗神经衰弱、健忘失眠、神志不宁等症。

17．头痛

头痛是一种最常见的症状。许多疾病可以引起头痛。出现头痛，要请医生诊断清楚头痛的原因。这里主要讲的是紧张性头痛和血管神经性头痛。

这些头痛与精神性因素有关，例如紧张性头痛原因可能由于头顶部、颈部、颞部肌肉过分收缩或痉挛，或是工作过度疲劳，或是心情压抑所致。多由精神紧张、生气引起，主要症状为持续性的头部闷痛、压迫感、沉重感，有的病人自诉为头部有"紧箍"感。大部分病人为两侧头痛，多为两颞侧、后枕部及头顶部或全头部。头痛性质为钝痛、胀痛、压迫感、麻木感和束带样紧箍感。头痛的强度为轻度至中度，很少因头痛而卧床不起或影响日常生活。有的病人可有长年累月的持续性头痛。病人可以整天头痛，头痛的时间要多于不痛的时间。因为激动、生气、失眠、焦虑或忧郁等因素常使头痛加剧。还有一部分病人，不仅具有肌紧张性头痛的特点，而且还有血管性头痛的临床表现，即双颞侧搏动性头痛。这种既有紧张性头痛，又有血管性头痛的临床表现，称为混合型头痛。病人多伴有头晕、烦躁易怒、焦虑不安、心慌、气短、恐惧、耳鸣、失眠多梦、腰酸背痛、颈部僵硬等症状，部分病人在颈枕两侧或两颞侧有明显的压痛点。

　　血管神经性头痛的症状开始时是搏动性的头痛，通常源自某一眼的上方或后面，或也可能从头的背面开始发作，然后延及头的一整边。它通常伴有恶心、呕吐、视物模糊、四肢刺痛及麻痹（可持续 18 小时之久）。典型的偏头痛在发生时是有前兆的，包括视觉混淆、语无伦次、体虚、各种感觉受扰。另外也可能包括视野中有一些闪亮的星光火花或简单的几何形状掠过。发作间隔期限不等，有的一个月发一次，有的 2 ～ 3 个月发一次，但也有每星期发作的。在偏头痛发作时睡眠非常困难，常常失眠，有的病人用安眠药睡一觉，头痛可以消失，所以偏头痛和失眠关系密切。

　　足道按摩有助于缓解头痛，可日常选择以下足部反射区按摩：颈椎、甲状旁腺、胸椎、腰椎、颈部、颞叶、额窦等反射区。颈椎、甲状旁腺、胸椎反射区要用手指从颈椎推按至胸椎，每次每脚推按 10 分钟。腰椎、颈部、颞叶、额窦反射区用点穴法或指按 3 ～ 5 分钟（图 7-50 至图 7-54）。

　　内庭穴配合谷穴：合谷穴属手阳明大肠经，位于双手拇指与示指分叉处向尺骨侧一寸。内庭穴位于双足第 2、第 3 趾之间略后一些的地方。按摩该两穴可治疗神经性头痛、失眠性头痛、颈后疼痛等疾病。按摩合谷穴时，可用双手拇指以顺时针方向交替按摩。内庭穴，用双手拇指直接点压双足第 2、第 3 趾之间，可起到立即止痛效果，坚持每日 2 ～ 3 次，每次 10 分钟。按摩该两穴位后一般 3 ～ 5 日可起到治疗效果。

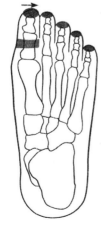

图 7-50　额窦、颈部反射区

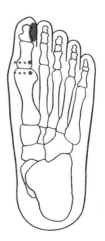

图 7-51　甲状旁腺、颞叶反射区

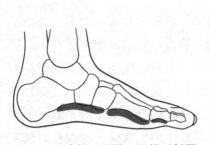

图 7-52 胸椎、腰椎、颈椎反射区

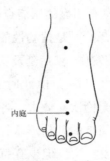

内庭

图 7-53 内庭

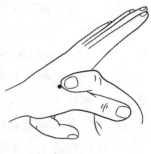

图 7-54 合谷

18. 口臭

在社交中，如果遇到对方有口臭，会弄得相互很尴尬，使双方在沟通上产生难以言表的隔阂。因此，人们对口臭比较关注。一般人认为，口臭是由于口腔不卫生引起的，为了消除口臭每天增加刷牙次数，嚼食口香糖、用漱口药水漱口等，但这些办法都是暂时的，不能从根本上解决问题。

口臭的原因很多，如清代《杂病源流犀烛》中说：“虚火郁热，蕴于胸胃之间则口臭，或劳心味厚之人亦口臭，或肺为火灼口臭。”局部因素最常见的是口腔疾病，如口腔黏膜溃疡、龋齿、牙龈炎、牙槽脓肿、牙周炎及恶性肿瘤等。龋洞内残存的食物经细菌发酵,坏疽性的牙髓病变。还有口腔邻近组织病变,如鼻炎（特别是萎缩性鼻炎）、咽炎、化脓性的扁桃体炎、上颌窦炎等也可发生臭味。口臭有时是一些严重内科疾病的表现，例如当糖尿病、肾功能受损时，出现体内毒素蓄积，患者口中会呼出一种酸苹果味，这就是一个危险信号。肺脓肿患者常伴有腐酸性口臭，这类患者往往有发热、脓性痰等，照胸片一般能确诊。此外，肺结核咯血、支气管扩张咯血者常出现血腥味口臭，晚期肺癌患者常于口腔及呼气中出现腐腥臭。在一般情况下，引起口臭的全身性因素多与消化器官有关，如胃热、胃阴虚，其中由胃热导致者居多，最常见的则是消化性溃疡、糜烂性胃炎和消化道肿瘤。幽门螺杆菌就是导致口臭的罪魁之一。饮水过少，习惯性便秘及老年人等也常会出现口臭。进食葱蒜、韭菜、臭豆腐乳及吸烟饮酒也会有异味。

口臭者应查明根源，对症处理与治疗。平时要注意口腔卫生。少吃油腻，多吃清淡食品和蔬菜、水果，适当饮一些绿茶、菊花茶、佩兰茶。舌苔厚腻者，要服一些泻火药，如牛黄解毒丸或大黄泡茶喝。

足疗选穴是胃、十二指肠、肝脏反射区，双脚取穴，每次每脚推按 5 ～ 10 分钟（图 7-55 至图 7-57）。此处治疗的口臭，是由于胃热或消化不良引起的口臭。

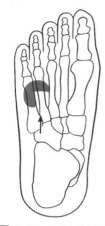

图 7-55　肝脏反射区

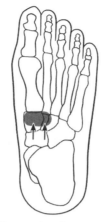

图 7-56　十二指肠反射区

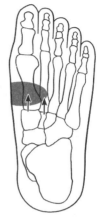

图 7-57　胃反射区

19. 便秘

便秘是人们常见的一种症状。多数人都得过便秘，而老年人、妇女及儿童则最为多见。

一般人正常摄入的食物，经消化吸收到形成粪便排出体外为 24～48 小时，排便间隔时间平均为 27.6±9.5 小时，若超过 48 小时即可看作是便秘。但是由于饮食结构及品质的差异，以及排便习惯的不同，间隔时间可有很大差异。有人排便习惯为 2～3 天排一次便，有的则更长，但原则上，只要排便无痛苦、通畅，就不能称为便秘。若大便干燥，排出困难，排便后有不适感，甚至腹部胀满、头昏乏力等症状时，无论其大便间隔时间多长，都被看作是便秘。

不管什么原因引起的便秘，如果在较短的时间内就解除了，不会给身体健康带来多大影响。但若长期便秘，那情形就不同了。首先从身体局部来讲，便秘者常常大便很干燥，当干硬的大便排出时，可以擦伤肠黏膜，导致便血和肛裂。干硬的大便在直肠内堆积，压迫直肠壁上的血管，使直肠壁的静脉回流发生障碍，时间长了，该处的静脉就会迂曲扩张，形成内痔或外痔。从全身来讲，由于大便干结和排便不畅，患者往往有一些自觉症状，如下腹胀、便不净感或排气增多等，并影响消化功能，食欲也因此减退。粪便在肠道停留时间越久，粪便中大量细菌分解出来的有毒物质被肠道吸收的机会就越多,达到一定程度,就会引起病人头晕、头痛、全身乏力等症状出现,并进一步影响食欲。对于患有心脏病、脑血管病的患者,便秘更是一个很大的威胁。由于排便时过分用力,有时可诱发心力衰竭或脑血管破裂出血,严重时可危及病人生命。因此,当这些病人发生便秘时,应采取积极措施设法解除。

便秘可能引发一些疾病:腹痛、胀气、头痛、肩背酸痛、食欲不振、舌面粗涩、口臭、头晕、容易疲劳、心急烦躁、肌肤粗糙、面部雀斑、黑斑、荨麻疹、气喘、过敏性疾病、大肠癌、大肠息肉、乳癌。粪便中不仅含有原来食物中所具备的物质,同时也混合消化道内新产生的有害物质,其中也包括了致癌物质,如果粪便长时间积聚体内,将会增加局部癌症发生的危险。

便秘与体质有关。人体的正气强弱与体质禀赋有着密切的关系。体质即人的素质,是我们每个人的功能与结构上的特殊性。这种特殊性往往决定着机体的自我调节控制能力和对外界环境的适应能力,决定着机体对某些致病因素的易感性及其所产生病变类型的倾向性。

有些人发生便秘,有些人不爱发生便秘。如体质健壮、正气旺盛,气血运行正常,则难以发病。相反,正气内虚,气血不足之人,则容易发病,即所谓的气虚运物无力,血虚大肠失润,则易生便秘。如大病久病之人或妇人产后体质虚弱,气血亏虚,气虚大肠传导无力,血虚津枯,不能下润大肠,则均易发生便秘,即虚秘。手术之后或是献血之后发生便秘就是这个道理。又如瘦人多火,火邪伤阴,阴液亏虚,大肠失于濡润,则易导致大便干燥,排出困难。

中医有冷秘和热秘之分。所谓冷秘即指素体阳虚之人,因其阳气虚衰,以致阴寒内盛,凝滞肠胃,阳气不运,津液不通,因而形成冷秘之证。但大多数人都是热病造成的便秘。所谓热病即指人体感受温热病邪而引起的以热象偏重,而且极易化燥伤阴的一类外感疾病。热病初期,侵袭肺卫,而肺与大肠互为表里,热邪袭肺,肺为热邪壅闭,气机宣降不利,传导失司,则可致大肠积滞不通,而生便秘。邪热若不解,入之于内,可见里热炽盛,造成阳明腑实,兼有阴液亏损之证,导致胃肠积热,腑气不通,而成腹满燥实,亦会出现便秘。邪热流连日久,耗伤阴津,津液既亏,大肠失于濡润,水不行舟,或邪热造成大肠燥热。耗伤津液,或热邪灼津,使脾阴不足,不能下及大肠,均可导致大肠津亏,亦发便秘。

导致便秘的原因很多,归纳起来为燥热内结、津液不足、情绪波动、气机郁滞或者过度疲劳、身体虚弱、气血不足等。

按摩对防治便秘有一定的辅助作用，方法如下。

对有习惯性便秘者，可每天做二次腹部按摩。以双手相叠置于腹部，用力向腹壁方向按压后放松，并使手呈波浪式运动。每次做 20～30 分钟即可。

此外，每天用手指按压足三里穴 3～5 分钟，热病者强刺激，体虚者要轻揉，揉的时间略长些。再以手用力搓脚掌部 10～15 分钟，每日搓一只脚，第二日换一只脚搓，对习惯性便秘有较好的防治作用。

足疗治疗便秘，只要坚持，有一定疗效，选择胃、十二指肠、胰腺、小肠、降结肠、直肠、肛门反射区。气血不足加按足三里穴（图 7-58 至图 7-60）。每日按摩 2 次，上午按摩过后饮一杯淡盐水，晚上按摩过后饮一杯蜂蜜水。

有的人因患慢性便秘长期依靠药物通便，给身心带来极大伤害。你不妨巧用双手，坚持自我按摩，相信能起到安全通便的作用。

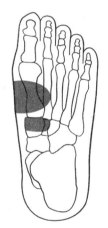

图 7-58　胃、十二指肠反射区

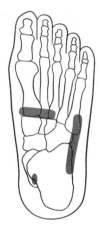

图 7-59　胰腺、降结肠、直肠、肛门反射区

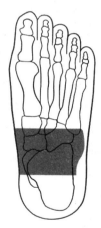

图 7-60　小肠反射区

20. 胃痛

胃痛是普通常见的毛病，几乎人人都痛过。导致胃痛的原因有很多，包括工作过度紧张、食无定时、吃饱后马上工作或做运动、饮酒过多、吃辣过度、经常进食难消化的食物等。

胃是我们体内重要的消化器官之一，在正常状态下，它应该是不停地蠕动，将食道送下来的食物揉碎。如果它的蠕动不正常，就会妨碍消化和吸收，令过量气体积聚，形成胃气，中医称这情况为呆滞。

胃呆滞时，吃下的食物不能实时磨碎并送到肠道，因而被迫滞留胃中，经口腔半处理过的食物就会发酵发臭，形成酸腐气味，亦即口气，同时亦会有胃胀的症状。

当胃部出现溃疡，幽门螺旋杆菌就会寄生于伤口，导致溃疡处经常发炎；即使用药杀灭细菌，如果饮食恶习不改，溃疡愈合之后，依然会不时觉得疼痛。

中医学视人为一个整体，脏腑之间互为影响。肝若过热，会影响胃液的分泌，这情况称为"肝气犯胃"。以五行学说解释，肝属木，脾属土，而木克土，因此肝火过盛会令胃部也过热不适。胃痛，中医称为胃脘痛，属于消化系统疾病。引起胃脘痛的主要原因有：病邪犯胃，感受外寒；过食生冷或肥甘厚味，或暴饮暴食等，忧思恼怒，气郁伤肝，肝失疏泄，气逆犯胃。再者是饮食、劳倦等因素久伤脾胃，导致中气不足、脾胃虚寒。

一个朋友的女儿，日常生活很不规律，再加上工作紧张，压力大，年纪轻轻的便经常头痛、失眠，胃痛，吃什么药都只管一时之用，检查也没太大毛病。她告诉我，她从不乱吃东西，很少吃冷饮，但仍然感觉胃胀满，好像胃里有一块石头，硬邦邦的。我告诉她，平日看电视时，揉揉手三里（属手阳明大肠经，取穴方法是，将肘屈成直角，曲池穴在肘弯横纹尽头的地方，手三里在曲池穴直下2寸，紧靠桡骨的内侧）、中脘（属任脉，在肚脐正中直上四寸的地方，恰在心口窝上边到肚脐正中1/2的地方）、内关穴（属手厥阴心包经，在掌后第1横纹正中直上2寸，两筋中间的地方），每日用热水泡泡脚，然后按揉脚上的胃、十二指肠、胰腺、肝脏反射区，效果很好（图7-61至图7-64）。女孩子一般爱吃零食，我推荐她吃大枣，大枣有补气益血、健脾胃之功效，每天蒸半碗干枣，就像零食一样吃。这样按摩加上吃大枣，大概二十几天，她打电话来告诉我好多了。觉得胃口好起来了，睡眠也好了，人也

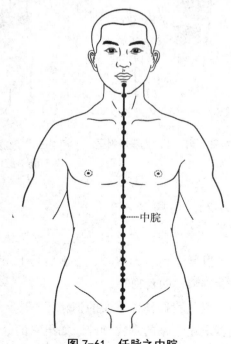

图 7-61　任脉之中脘

精神了。胃在我们身体中也是个终生劳碌的器官，一天 24 小时，甜酸苦辣，任你蹂躏，难有休息。胃得病在于调养，你要为它着想，吃它感觉舒服、合适的东西。胃的病不是靠吃药完全治愈的，更重要的是慢慢调养。

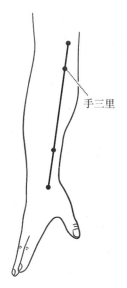

图 7-62 手三里

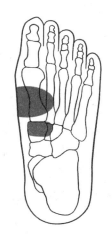

图 7-63 胃、十二指肠反射区

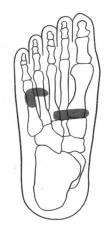

图 7-64 胰腺、肝脏反射区

★ 附：寒性胃痛忌食的食物

猕猴桃：性寒，味甘酸。《开宝本草》中指出："冷脾胃。"凡胃寒痛者当忌。

甘蔗：性寒，味甘。虽有清热生津作用，但《本草经疏》中明确告诫："胃寒呕吐者忌之"。故凡胃痛属寒者当忌食甘蔗。

西瓜：性大凉，能清胃火。《滇南本草》说它能"治一切热证"，素有"天生白虎汤"之称。寒性胃痛之人切勿食之。

柿子：性大凉，味甘涩。《本草经疏》中早有告诫："……素有寒积、感寒腹痛、感寒呕吐者皆不得服。"寒性胃痛之人切忌服食，尤其不得与螃蟹一同食用。

梨：性凉水果，胃寒疼痛者，切忌多食。诚如《本草经疏》中告诫："……腹痛冷积，胃冷呕吐，法咸忌之。"

荸荠：甘寒之物，能清胃热。正如唐代食医孟诜所说："有冷气，不可食。"清代食医王孟英也在《随息居饮食谱》中说："中气虚寒者忌之。"寒性胃痛者则当忌食。

甜瓜：俗称香瓜。性寒，味甘。《孙真人食忌》中早已告诫"甜瓜动冷疾"。《食疗本草》中也指出"动宿冷病"。凡平素胃寒之病者，切不可食，否则容易引起胃痛发作。

香蕉：性凉，味甘。李时珍在《本草纲目》中还说它"甘，大寒"。凡有寒性胃痛之人，均不宜服食，否则食后即感胃冷不适，甚则立即引起胃痛发作，故当忌之。

苦瓜：苦寒食品，胃寒疼痛之人当忌食。《滇南本草》中曾说："脾胃虚寒者，食之令人吐泻腹痛。"

茭白：俗称茭瓜，唐代著名食医孟诜曾指出："茭白寒，性滑，发冷气，滑中，不可多食。"《本草汇言》亦说："脾胃虚冷者勿食。"

莼菜：性寒，味甘。《本草汇言》中记载："莼菜凉胃，……不宜多食久食，恐发冷气，困脾胃，亦能损人。"《医林纂要》亦指出"多食腹寒痛"。凡胃寒疼痛者应忌食之。

蚌肉：性凉，味甘咸。《食疗本草》说它"性大寒"。《本草衍义》中认为："多食发风，动冷气。"《随息居饮食谱》亦云："多食寒中。"寒性胃痛之人，尤当忌食。

螺蛳：性大凉，寒性胃痛者切忌。《本草汇言》中早有告诫："此物体性大寒，胃中有冷饮，不宜食之。"姚可成《食物本草》中也说："多食令人腹痛不消。"田螺性同螺蛳，寒性胃痛者亦在忌食之列。

蟹：性寒，味咸，亦属大凉之物。《本草经疏》中记载："若血因寒凝，与夫脾胃寒滑，腹痛喜热恶寒之人，咸不宜服。"《随息居饮食谱》也说"中气虚寒者均忌。"所以，寒性胃痛及气虚胃痛之人，皆不宜食。

此外，寒性胃痛者还应慎食绿豆、柿饼、生西红柿、竹笋、瓠瓜、生菜瓜、海带、生莴苣、生萝卜、生藕、生黄瓜、生地瓜、金银花、菊花、薄荷、鸭蛋、蛤蜊、豆腐、马兰头、冷茶及各种冷饮、冰镇食品，性凉生冷的食品会使胃寒疼痛加剧。

21．胆囊炎、胆结石

胆囊炎和胆结石两者常互为因果，故常在同一患者身上出现。这两种病患者多在 30—50 岁，女性比男性多。

胆结石形成与胆道不通畅、胆道感染及胆固醇代谢失调有关。胆道寄生虫和细菌感染是胆囊炎和胆石症的重要原因。注意饮食卫生，避免暴饮暴食，少食高脂肪、高胆固醇食物，这对预防胆囊炎，胆石症均有益。

胆结石症的症状很大程度上取决于胆石所在部位和并发症。胆石从胆囊移动到胆囊腹部时若卡住，便会出现胆绞痛。胆绞痛大都在饱餐或吃了高脂肪食物后数小时内，或在腹部受到震动后引起发作。痛点在中上腹或右腹，开始时呈持续性钝痛，以后疼痛逐渐加重至难以忍受的剧烈程度。疼痛常放射至右肩胛或右肩部。至胆石退入胆囊或进入十二指肠，疼痛可完全消失；但在胆石移动位置时则再度发作。

急性胆囊炎是胆囊管阻塞后胆汁或胰液刺激，细菌或是寄生虫感染引起的急性炎症。起病时中上腹或右上腹持续疼痛，放射到右肩。长期反复发作可成为慢性胆囊炎。慢性胆囊炎除上腹不适外，还有厌油、饱胀等症状。慢性胆囊炎伴多次胆绞痛发作史。

胆结石、胆囊炎病人，在饮食上要控制脂肪性食物。忌食用煎、炸食品及含油脂多的干果、果仁等。含胆固醇高的食物，如蛋黄、肥肉、动物肝、肾及鱼子等，能加重肝脏的工作负担也要节制。一切刺激性食品，均可能引起胆囊强烈收缩，使胆道的括约肌不能及时松弛，影响胆汁的流出，从而可使胆囊炎、胆结石急性发作。植物油有利胆作用，可作为烹调油适当食用。病人吃的食物应以炖、烩、蒸、煮为主，饮食以清淡为宜。每日少食多餐，适当增加水液摄入量，严禁暴饮暴食。

足疗可以选择十二指肠、肝脏、胆囊、上身淋巴、下身淋巴、胸部淋巴反射区（图 7-65 至图 7-67）。十二指肠反射区可用按摩棒，每次每脚按摩 5 分钟。

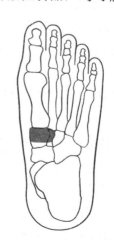

图 7-65　十二指肠反射区

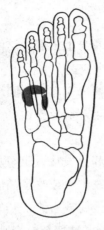

图 7-66　肝脏胆囊反射区

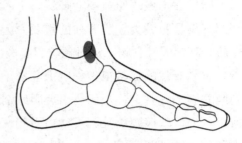

图 7-67　上身淋巴反射区

肝脏、胆两反射区要一起按摩，右脚取穴每次推按 5 分钟。上身淋巴、下身淋巴、胸部淋巴三反射区各按摩 5 ～ 10 分钟。每日按摩 2 次。

22. 慢性肝炎

慢性肝炎主要是由急性传染性肝炎转化而成。另外各种化学药品中毒、长期胆道系统的感染等也可导致慢性肝炎。

慢性肝炎患者表现为疲乏无力、精神不振、头晕、睡眠障碍等症状，常常被误诊为神经衰弱或是感冒。慢性肝炎的消化道症状很明显，如食欲不振、恶心、腹胀、多出虚恭、便秘或腹泻等。肝脏检查可发现肿大，多在肋下 1 ～ 2 厘米。肝区疼痛是慢性肝炎常见的症状，为隐痛、闷痛或肝区的压重感，疼痛与疲劳有关。肝区痛的产生是因肿大的肝脏牵引了被膜和肝周围的粘连所致。有的患者全身皮肤变黑，皮下有出血和瘀点。有的出现蜘蛛痣，也叫肝星，大小不等。蜘蛛痣只出现于上半身，乳房以下却很少见到。或是出现肝掌，就是手掌发红，压之变成苍白，在手掌鱼际部更明显。肝掌多和蜘蛛痣同时出现。

慢性肝炎多数病人经过合理治疗充分休息之后，进入静止状态。有不少病人经过治疗可完全治愈。治疗慢性肝炎，以休息、营养为主，佐以药物及其他疗法。

足疗疏肝利胆，有利于慢性肝炎病人的恢复，可选择以下穴位。

十二指肠、胆囊、肝脏、上身淋巴、下身淋巴、胸部淋巴反射区（见胆囊炎图）。十二指肠反射区可用按摩棒，每次每脚按摩 5 分钟。肝脏、胆两反射区要一起按摩，右脚取穴每次推按 5 分钟。上身淋巴、下身淋巴、胸部淋巴三反射区各按摩 5 ～ 10 分钟。每日按摩 2 次。饮食不好、腹胀可加按足三里，手心发热可加按三阴交（图 7-68，图 7-69）。

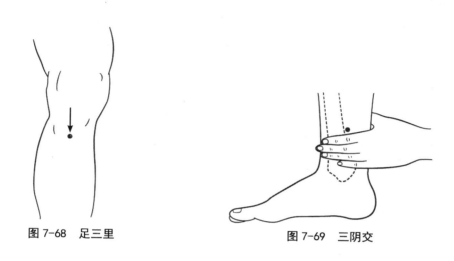

图 7-68　足三里　　　　　　　　　图 7-69　三阴交

23．消化不良

消化不良是一种症状，很多疾病都有消化不良的症状，也包括胃蠕动不好和食道反流病。引起消化不良的原因很多，包括胃和十二指肠部位的慢性炎症，使食管、胃、十二指肠的正常蠕动功能失调。精神不愉快、长期闷闷不乐或突然受到猛烈的刺激等均可引起。

消化不良表现为断断续续地有上腹部不适或疼痛、饱胀、烧心、嗳气等。常因胸闷、早饱感、腹胀等不适而不愿进食或尽量少进食，夜里也不易安睡，睡后常有噩梦。老年人的消化功能减退，易受情绪影响，有时食物稍粗糙或生冷及食物过多过油腻时也可诱发。到医院检查，除胃镜下能见到轻型胃炎外，其他检查如 B 超、X 线造影及血液生化检查等，都不能检查出不正常的表现。一般轻型消化不良大都由于情绪不好、工作过于紧张、天寒受凉或多食不易消化食物所引起，仅有轻微的上腹不适、饱胀、烧心等症状。

多潘立酮、干酵母、胰酶、乳酶生都对消化不良有治疗作用。中成药香砂枳术丸、大山楂丸、加味保和丸、香砂养胃丸、气滞胃痛冲剂、胃苏冲剂等也很有效。

较轻微的消化不良，或仅仅是一时性过饱，可以暂停进食，实行"饥饿疗法"。

禁食一餐或两餐酌情而定。如无须完全禁食时，可以吃易消化的陈皮粥、片汤。这样使胃肠感觉轻松舒适，消化不良易于矫正。如果仍然不适，可以适当使用助消化药物。助消化的中药如神曲、木香、山楂、麦芽、谷芽、陈皮等可酌情使用（水剂煎服）。

足疗可以选择以下穴位：腹腔神经丛、肝脏、脾脏、小肠、胰腺反射区（图7-70至图7-72）。加按隐白穴（属足太阴脾经，在跚趾内侧，距趾甲根角1分许的地方，图7-73），隐白穴对提高消化功能很有效，可用指掐法，坚持按摩必有疗效。

上床后，双手搓热，按在腹部，左转36周，右转36周，从胃往下推36次，持之以恒，对消化功能不好的人来说，是简单有效的方法。

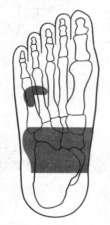

图 7-70　小肠、肝脏反射区

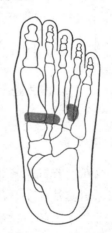

图 7-71　脾脏、胰腺反射区

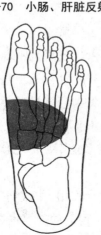

图 7-72　腹腔神经丛反射区

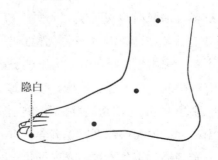

隐白

图 7-73　隐白

24.感冒

普通感冒临床上主要有鼻塞、流涕、喷嚏、头痛、发热等症状。一般来说，普通感冒主要因风邪侵袭人体所致，病程较短且容易痊愈。感冒虽不是大病，但却使人全身不适。足浴可以缓解症状，提高机体抵抗力。

足浴方：生麻黄50克，杏仁50克，桑叶50克，菊花50克，桑白皮50克，黄芩25克，桂枝50克，细辛25克，分为等量两份（每份可重复使用3次），取其中的一份放入锅中，加入1500毫升水，煎煮20分钟，水煎后去渣取药液，把药水倒入盆中。先用药水的蒸汽熏脚，等温度合适后再泡脚（温度不要低于43℃），为保持药水温度可以随时加入适量的热水。每次浸泡一般为20～30分钟，最好用深一点木桶，把小腿也一起浸泡效果更好。再次泡脚前，将药渣及水加热到沸腾即可。

感冒多是因感受外邪，肺卫功能失调所致。而药浴泡脚就是以宣肺解表、发汗排邪为原则。黄芩、桑叶、菊花具有抗菌、抗病毒的作用，同时还具有疏风散热的功效。药浴浸泡双脚可以改善血液循环，增强机体的免疫功能，消炎、抗菌，预防感冒。

除了加中药材外，可在热水中加1小勺食盐、生姜50～70克，足浴半小时左右。可以先把脚放在热气上熏，待水温下降后再将双脚浸泡在水中，并互相搓擦。食盐具有清火、凉血、解毒等功效，而生姜则具有散寒、止吐、解毒的作用，对于风寒感冒、喘咳胀满、咽喉疼痛等治疗效果比较好。一般感冒初期做两次即可见效。

足浴时如果发汗，不宜过度。药浴后要注意保暖，防止再次着凉受寒。对于重症感冒，如高热，不能用足浴代替药物治疗。

年轻体质好的人感冒可用冷热互浴法，具体做法是：准备两个较大的洗脸盆，其中一个盆内倒入42～43℃热水，另一个盆内倒入15～16℃冷水，水量以能完全淹没脚踝为度。先将双脚浸入热水盆内1分钟。然后再浸入冷水盆内1分钟。如此交替进行，反复3次，以热水浴开始，冷水浴结束，需要注意的是，每换一次，要加入适量的热水，使热水水温保持在42～43℃，第三次冷水浴后，要用干毛巾把脚擦干，穿上袜子，以免受凉。

也可用外敷法，取白芥子9克，鸡蛋2枚，将白芥子研为细末，用鸡蛋清调匀，外敷于足心。此法对感冒发热者有效。

足浴后进行按摩也是治疗和缓解感冒症状的好方法，特别适合身体抵抗力低、容易感冒的老年人。感冒足疗可选择以下穴位，如图7-74至图7-76所示。

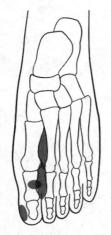
图 7-74　胸淋巴、扁桃体、
气管、鼻反射区

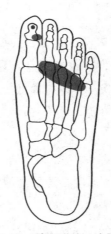
图 7-75　脑下垂体、小脑、
肺反射区

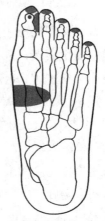
图 7-76　脑下垂体、颞叶、
额窦、胃反射区

（1）发热：选脑下垂体反射区。

（2）头痛：选颞叶、小脑反射区。

（3）喉痛：选扁桃体、喉、胸淋巴、甲状腺反射区。

（4）流鼻涕：选鼻、额窦反射区。

（5）咳嗽：选气管、肺、胸淋巴、喉反射区。

（6）胃肠不适：选胃、十二指肠、胰、小肠、上身淋巴、脾反射区。

白天上班，不可能按揉脚部，如果坚持搓鱼际穴，也是防治感冒的一种很方便的方法。鱼际在手掌的大拇指根部，由于'肌肉明显突起，形状如鱼，故中医学把这个部位称为鱼际。鱼际的中心点有一个与呼吸器官关系密切的穴位叫鱼际穴（图 7-77），它具有解表、利咽、化痰的功能。每天坚持搓按鱼际穴，能增强肺主皮毛的功能，从而改善易感者的体质状况，提高其抵御外邪的能力，对咽痛、打喷嚏等感冒早期症状，也有明显的疗效。

搓鱼际方法很简单。两手鱼际对搓，搓法恰似用双掌搓花生米皮一样，一只手不动，另一只手搓动，大约搓十余次

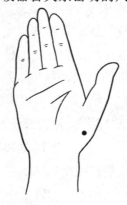
图 7-77　鱼际

时，鱼际开始发热，这时意想热气沿手臂进入肺脏，持续 2 分钟左右，整个手掌便会发热，这时就可交替两手，搓另一只手了。这个方法不受地点、时间限制，随时可做，尤其适合于易感冒者。

25．支气管哮喘

支气管哮喘是一种慢性炎症，可引起反复发作的喘息、气促、胸闷和咳嗽等症状，多在夜间或凌晨发生。哮喘的病因还不十分清楚，大多为变态反应性疾病，环境因素对发病起重要的作用。诱发因素包括吸入性抗原（如尘螨、花粉、真菌、动物毛屑等）和各种非特异性吸入物（如二氧化硫、油漆、氨气等）；感染（如病毒、细菌、支原体或衣原体等引起的呼吸系统感染）；食物性抗原（如鱼、虾蟹、蛋类、牛奶等）；药物（如普萘洛尔、阿司匹林等）；精神情绪、气候变化、运动、妊娠等都可能是哮喘的诱发因素。一些刺激性气体，如煤气、烟雾、汽车尾气等，以及护肤霜等一些日用化妆品，都能诱发哮喘病发作。春季是哮喘病的高发季节。

过敏性哮喘是一种比较顽固的疾病，可以伴随终身。大部分哮喘患者都存在过敏现象或者有过敏性鼻炎，有过敏性鼻炎的哮喘患者发病前兆会有打喷嚏、流鼻涕、鼻痒、眼痒、流泪等症状。

哮喘患者除了积极治疗外，还要注意以下方面预防发作。①注意保暖，及时增减衣物，避免受凉感冒及冷空气的刺激。②居室内要保持温暖干燥，注意通风透光，被褥及衣物勤洗勤晒，避免尘螨及真菌滋生。③尽量不去人群拥挤的公共场所；遇到风沙及扬尘天气，避免外出活动；对花粉及植物过敏者，外出时可戴口罩，尽量避免在花园或植物园中过多地逗留。④家中尽量避免使用杀虫剂、消毒剂及蚊香等物品，不要饲养宠物。⑤生活要有规律，饮食要清淡，营养要丰富，多吃新鲜水果及蔬菜，少吃鱼、虾、蟹等海产品，禁烟禁酒。⑥乐观开朗，避免过度兴奋、紧张、发怒，积极治疗。

对于支气管哮喘，足疗可增强患者体质，减轻症状。可选择以下穴位：肾脏、输尿管、膀胱、甲状旁腺、肺、气管、胸部淋巴、上身淋巴反射区（图 7-78 至图 7-80）。肾脏、输尿管、膀胱三反射区连按，双脚取穴，每次 5 ～ 10 分钟。其他反射区可用点穴法，按摩 5 分钟。

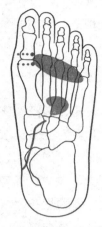

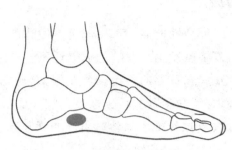

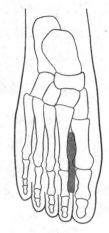

图 7-78　肾脏、输尿管、
甲状旁腺、肺反射区

图 7-79　膀胱反射区

图 7-80　气管、胸
淋巴反射区

26．慢性咽炎

慢性咽炎是十分常见的耳鼻咽喉科疾病，为咽部黏膜、黏膜下及淋巴组织的弥漫性炎症。其发病原因主要是由局部刺激造成，如反复受凉感冒，长期鼻阻塞、张口呼吸、鼻涕后流，烟酒及辛辣饮食刺激，工作环境中粉尘及有害气体刺激等。另一类原因是全身性的。如身体虚弱、生活不规律、神经衰弱、贫血或消化道慢性疾患等。

常见症状是咽部干燥或发痒、灼热、微痛及有痰阻塞的感觉。有的病人总自觉有一种异物感，堵塞感。有的人咽部过敏，晨起总感咽部有分泌物附着，用力咳痰时可带少许血丝。

偏于肺阴虚者，兼见咳嗽，无痰或痰少而黏，手足心热，盗汗，舌质红，脉细等。偏于肾阴虚者，兼见头晕耳鸣，腰膝酸软，失眠，盗汗，舌质绛，脉细数。慢性咽炎一般不需要使用抗生素治疗，治疗主要针对病因，如戒烟戒酒，积极治疗急性咽炎及鼻腔、鼻窦、扁桃体的慢性炎症，改善工作和生活环境，避免粉尘及有害气体的刺激。加强锻炼，增强体质，预防感冒。食疗有将百合浸蜂蜜中，7天后，每次取百合 1 片含于口内，每日次数不限。或是白萝卜 250 克，青果 5 个。将萝卜洗净切片，青果打碎，加水煮熟服，每天 1 剂。或是罗汉果 9 克，柿霜 3 克。开水泡服，每日 1 次。这些方法对缓懈慢性咽炎都有一定疗效。但咽炎极易反复发作，治疗的根本是增强体质，足疗在这方面有着较强的优势。

　　足疗可选以下穴位：胸部淋巴、扁桃体、上身淋巴、下身淋巴、喉与气管反射区（图 7-81，图 7-82）。扁桃体穴用拇指、中指强力捏压，双脚取穴，每次 5 分钟。其他反射区用点穴法，每次 5 分钟。另外可选临泣、太溪、太冲、血海、合谷、少商（属手太阴肺经，在拇指桡侧，距指甲根角 1 分许的地方，图 7-83）、曲池（属手阳明大肠经，曲肘成直角，在肘腕横纹尽头的地方，图 7-84）、外关（属手少阳三焦经，由腕关节背面中央直上 2 寸，在两根骨头缝的当中，与内关相对）等穴，平揉、压放 100 次。

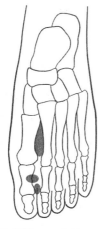

图 7-81　胸部淋巴、扁桃体、喉反射区

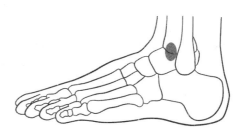

图 7-82　上身淋巴反射区

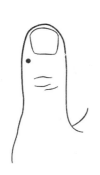

图 7-83　少商

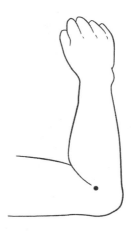

图 7-84　曲池

131

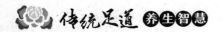

27. 咳嗽

咳嗽是人体的一种保护性反射动作。呼吸道内的病理性分泌物和从外界进入呼吸道内的异物，都要借咳嗽反射的动作而排出体外。可是如果频繁的刺激性咳嗽影响工作与休息，就失去其保护性意义了。

引起咳嗽的原因很多，除鼻、咽、喉、气管、支气管、肺、胸膜等呼吸器官以外，耳、脑膜、心脏、食管、胃等内脏的迷走神经受到刺激，也会传入咳嗽中枢引起咳嗽。

咳嗽是呼吸系统疾病的主要症状，如咳嗽无痰或痰量很少为干咳，常见于急性咽喉炎、支气管炎的初期；急性骤然发生的咳嗽，多见于支气管内异物；长期慢性咳嗽，多见于慢性支气管炎、肺结核等。咳嗽可把气管病变扩散到邻近的小支气管，使病情加重。另外，持久剧烈的咳嗽可影响休息，还易消耗体力，并可引起肺泡壁弹性组织的破坏，诱发肺气肿。

按中医理论，把咳嗽分为热咳、寒咳、伤风咳嗽和内伤咳嗽，选用中药止咳糖浆时，因药性不同，也有寒、热、温、凉之分，须对症服用。蛇胆川贝液具有驱风镇咳、除痰散结之功效，主治风热咳嗽、咳嗽多痰等症，对于风寒引起的咳嗽、咳白稀痰、夜重日轻者切勿使用。复方枇杷膏，具有清肺、止咳、化痰之功效，适用于风热咳嗽、咽喉干燥、咳嗽不爽等症。鲜竹沥药性偏寒，有清热润肺、化痰止咳作用，适用于燥咳及痰黄带血者，风寒咳嗽则不宜服用。消咳喘药性偏热，不能用于小儿的发热咳嗽、痰黄带血者。另外，百日咳糖浆药性偏温，用于伤风感冒引起的咳嗽比较适宜，如果是风热感冒引起的咳嗽，则不可服用。

咳嗽可以取大蒜若干、伤湿止痛膏2片，将大蒜捣烂如泥，置于伤湿止痛膏中心，每晚洗足后贴双足涌泉穴，次晨揭去，连续敷贴3～5次。此法不仅可治疗小儿百日咳，而且对成人因炎症而引起的遇风、寒、燥邪所致的咳嗽及夜间剧烈咳嗽都有效。

足疗对于咳嗽，主要是调理脏腑，增强抵抗力，起辅助治疗作用。一般选择的穴位是：喉反射区、甲状旁腺、气管、肺、胸部淋巴反射区（图7-85至图7-88），涌泉、足三里、曲池穴。

如足疗后辅以如下食疗方，对治愈咳嗽有事半功倍之效。

萝卜蜂蜜饮

用料：白萝卜5片，生姜3片，大枣3枚，蜂蜜30克。

制法：将萝卜、生姜、大枣加水适量煮沸约30分钟，去渣，加蜂蜜，再煮沸

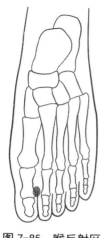

图 7-85　喉反射区

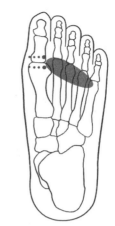

图 7-86　甲状旁腺、肺反射区

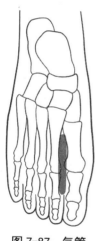

图 7-87　气管

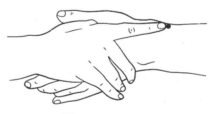

图 7-88　列缺穴

即可。

　　服法：温热服下。每日 1～2 次。

　　功效主治：萝卜味辛、甘，性凉，有清热生津、凉血止血、化痰止咳等作用。其醇提取物对革兰阳性细菌有较强的抗菌作用。生姜是散风寒、止呕下气的常用药，大枣多作和胃养血及调和药物使周。蜂蜜润燥止咳，本饮可起到祛寒宣肺、祛风止咳的作用。治疗伤风咳嗽，以风寒感冒咳嗽为宜。

　　注意：风热咳嗽，见发热痰黄者，不宜选用。

百合蜜

用料：百合 60 克，蜂蜜 30 克。

制法：将百合洗净晾干，与蜂蜜拌匀，入锅隔水蒸熟。

服法：此蜜制百合可作点心吃。

功效主治：百合味甘、微苦，性微寒，有润肺止咳、清心安神作用。含淀粉、蛋白质、脂肪、多种生物碱、钙、磷、铁等成分。药理试验其煎剂有止咳作用。与蜂蜜同用，加强其润肺止咳作用。治疗婴儿慢性支气管炎，咽干燥咳，特别是入秋之后的干咳，伴大便秘结更宜。

注意：脾虚便溏者不宜选用。本法服食方便，以秋、冬季选用为宜。

百合款冬花饮

用料：百合 30 ～ 60 克，款冬花 10 ～ 15 克，冰糖适量。

制法：将上料同置砂锅中煮成糖水。

服法：饮水食百合，宜晚饭后睡前食用。

功效主治：百合润肺止咳，款冬花辛温，有润肺下气、止咳化痰作用。本品提取液可使支气管略扩张，对组织胺引起的痉挛，有解痉作用。因此具有止咳、祛痰、平喘作用。两药合用有润肺止咳、下气化痰之功效。治疗秋冬咳嗽、咽喉干痛、久咳不愈。

注意：本饮以秋冬咳嗽，略见有痰者适宜。

荸荠百合羹

用料：荸荠（马蹄）30 克，百合 1 克，雪梨 1 个，冰糖适量。

制法：将荸荠洗净去皮捣烂，雪梨洗净连皮切碎去核，百合洗净后，三者混合加水煎煮，后加适量冰糖煮至熟烂汤稠。

服法：温热食用。

功效主治：荸荠味甘，性微寒，有清热生津、凉血解毒、化痰消积等作用，含淀粉、蛋白质、脂肪、钙、磷、铁、维生素 C 和荸荠素等成分，荸荠素对金黄色葡萄球菌、大肠埃希菌及铜绿假单胞菌有抑制作用；梨能清热生津，润燥化痰，百合润肺止咳。三者合用则起滋阴润燥、化痰止咳的作用。治疗痰热咳嗽，痰黄稠，咽喉不利。

注意：脾虚便溏、咳痰清稀者不宜选用。

川贝母蒸梨

用料：雪梨或鸭梨 1 个，川贝母 6 克，冰糖 20 克。

制法：将梨于柄部切开，挖空去核，将川贝母研成粉末后。装入雪梨内，用牙签将柄部复原固定。放大碗中加入冰糖，加少量水，隔水蒸半小时。

服法：将蒸透的梨和其中的川贝母一起食入。

功效主治：贝母为化痰止咳良药，与雪梨、冰糖并用，则起化痰止咳、润肺养阴功效。治疗久咳不愈，痰多，咽干，气短乏力。

注意：本方性味平和，对久咳体弱儿适用。有外感者不宜用。

醋饮

用料：白醋适量。

制法：将醋烧沸，放凉后备用。

服法：每次服一小匙，慢慢咽之，日咽数次。

功效主治：醋味酸、甘，性平，有散瘀、解毒、消肿的功用。用治咽炎咳嗽，取其消除咽痒的功效。

注意：此法有时可收到意想不到的功效。但对脾虚湿盛，有骨关节病痛者不宜。病愈即止，多食会损齿伤胃。

28．高血压

高血压是最常见的心血管疾病，轻度到中度高血压患者常无症状。

高血压的诊断标准是：未服抗高血压药物情况下，18 岁以上成年人收缩压 ≥ 140 毫米汞柱或舒张压 90 毫米汞柱。但现在国际上普遍认为，将血压维持在一个较低的水平可减少各种心脑血管疾病的发病率，据此提出应该将血压降至 120/80 毫米汞柱以下。

中医学虽然没有高血压这一病名，但文献中对其病因、发病机制、症状和防治方法早有记载，如《内经》记载："诸风掉眩，皆属于肝"，"肾虚则头重高摇，髓海不足，则脑转耳鸣"。认为本病的眩晕与肝肾有关。《千金方》指出："肝厥头痛，肝火厥逆，上充头脑也。""其痛必至巅顶，以肝之脉与督脉会于巅故也……肝厥头痛必多眩晕"。认为头痛、眩晕是肝火厥逆所致。《丹溪心法》说："无痰不眩，无火不晕。"认为痰与火是引起本病的另一种原因。

中医学认为本病可由七情所伤、饮食失节和内伤虚损等因素所引起。如劳伤

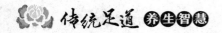

过度，或年老肾亏者，由于肾阴不足，肝失所养，肝阳偏亢，内风易动。以上各种因素使人体阴阳消长失调，特别是肝肾阴阳失调。因为肝肾阴虚，肝阳上亢，形成了下虚上盛的病理现象，故见头痛、头晕、耳鸣、失眠等症。而肾阴亏损，不能滋养于心，心亦受累，故见心悸、健忘、不寐等症。病久不愈，阴损及阳，则往往导致肾阳不足，兼见畏寒、肢冷、阳痿、夜尿增多等阳虚证候；亦可阴损于前，阳亏于后，最后形成了阴阳两虚之证。阳胜又可化风化火，肝风入络则见四肢麻木，甚至口眼歪斜；肝火上冲，可见面红目赤，善怒。风火相煽，灼津成痰，若肝阳暴亢，则阳亢风动，血随气逆，挟痰挟火，横窜经络，扰乱心神，蒙蔽清窍，发生中风昏厥。

高血压是一种慢性病，需要终生服药，足疗是一种辅助治疗，不能代替服药。但是，坚持足疗可以使血压平稳，减少服药量。在春秋交替季节，可以增加足药浴。足疗主要穴位是脑部反射区，特别是脑垂体、大脑、小脑、额窦、颞叶和血压反射区，'肝火旺的，加肝脏，肾功能差的，加肾脏、肾上腺、甲状旁腺反射区，还可以按摩膀胱、输尿管利尿（图 7-89 至 7-91）。足三里、太冲、涌泉、三阴交、阴陵泉、阳陵泉等都有降压作用。

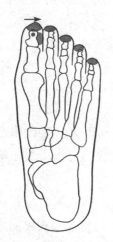

图 7-89　额窦、小脑反射区

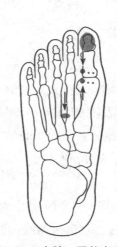

图 7-90　大脑、甲状旁腺反射区

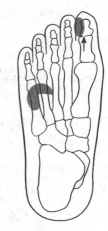

图 7-91　颞叶、肝脏反射区

29. 糖尿病

糖尿病是由于胰岛素不足或胰岛素的细胞代谢作用缺陷所引起的葡萄糖、蛋白质及脂质代谢紊乱的一种综合征。血糖过高时可出现典型的三多一少症状，即多饮、多尿、多食及体重减轻，且伴有疲乏无力。严重者可发生酮症酸中毒及高渗性昏迷，且易合并多种感染。随着病程的延长，其代谢紊乱可导致眼、肾、神经、血管及心脏等组织器官的慢性并发症。

只要空腹静脉血浆血糖≥7.8毫摩/升和（或）任何时候血糖≥11.1毫摩/升，并经证实无误者即可诊为糖尿病；如空腹血糖为6.1～7.8毫摩/升，或餐后2小时血糖为7.8～11.1毫摩/升者称为糖耐量异常；如静脉血糖＜6.1毫摩/升，餐后2小时血糖＜7.8毫摩/升，可排除糖尿病。

中医学称糖尿病为消渴证。《黄帝内经》依据不同的病机、主证分别谓之"消渴""消瘅""肺消""鬲消""消中"等。古医书《说文解字病疏下》解释："消，欲饮也。"《古代疾病候疏义》解释："……津液消渴，故欲得水也。"名之为消渴病，多尿为其特征："其人一日饮水一斗，小便亦一斗。"汉代张仲景《金匮》载有："渴欲饮水不止"，"渴欲饮水，口干舌燥。"又说："消谷饮食，大便必坚，小便必数。"李杲《兰室秘藏》说消渴："口干舌燥，小便频数，大便闭涩，干燥硬结。"又说"能食而瘦"。这些记载与糖尿病的症状相似。故历代医家一直把糖尿病称为消渴病。

中医将糖尿病（消渴病）的"三多"谓"三消"，即"多饮为上消，多食为中消，多尿为下消"。其病机与虚（气虚、阴虚）、燥（燥热）、血（淤血）有关，一般认为阴虚燥热为主，阴虚为本，燥热为标。肺、胃、肾之损伤是消渴病的病位基础，水液代谢紊乱是消渴病的病理基础。

糖尿病人要预防糖尿病足，应做好足部的自我检查和保养。

（1）患者在每晚临睡前要仔细检查足部，看足部是否有红肿、伤口或分泌物。视力不佳的患者可请家人代为检查。

（2）患者在每晚临睡前要做足部的触诊。注意足部是否有温度降低的地方。同时要检查足部是否有压痛点，防止足部骨突出部位出现溃疡。

（3）每晚临睡前要用温水浸泡双足约10分钟。水温不宜过热。洗足后应将双足擦干并涂上护肤油，如甘油等不含酒精成分的护肤品。

（4）要定期正确地修剪趾甲。剪趾甲时要使修剪线平直，不要将趾甲剪得太深，以免趾甲嵌入甲槽，引起局部感染。

（5）足部若有厚茧或鸡眼时，应到医院就诊，切勿自行处理。

（6）糖尿病患者最好穿白色、棉质的袜子。这样既能养护足部皮肤，还容易使患者发现足部是否出血或有渗出物。

（7）患者在穿鞋前应检查鞋内是否有异物。一双鞋子不要穿得太久。

（8）患者无论在室内，还是在室外都不要打赤脚，也不要长期站立、行走或跑步。

（9）在选择鞋子大小的尺寸时，要使足部最长趾的前端与鞋内前缘有一定的空隙，空隙的大小应以患者手拇指指甲的宽度为宜。

坚持足部按摩有降低血糖的效果，可使用脑垂体、甲状腺、甲状旁腺、十二指肠、眼睛、胰腺、脾脏、肝、肾、输尿管、膀胱、大肠等反射区（图7-92至图7-95）。

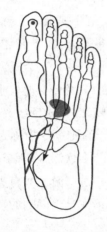

图 7-92　肾脏、脑垂体、输尿管反射区

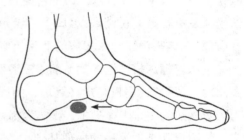

图 7-93　膀胱反射区

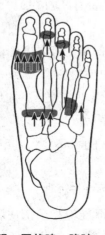

图 7-94　眼、甲状腺、脾脏、胰腺反射区

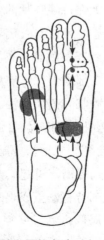

图 7-95　肝脏、甲状旁腺、十二指肠反射区

有两个传统穴位降血糖有奇效，一个是地机（图7-96），另一个是京门（图7-97）。地机在阴陵泉下两寸，京门在两手叉腰，拇指在前，四指在后，中指所在的点。一般来说，如果血糖高，这两个穴点按下去是酸痛的。每天有时间就揉一揉，坚持一段时间，就可见效。

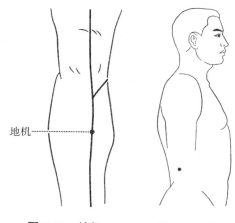

图 7-96　地机　　　　图 7-97　京门

30．慢性荨麻疹

荨麻疹是一种常见的过敏性皮肤病，在接触过敏原的时候，会在身体不特定的部位，冒出一块块形状、大小不一的包块，这些产生包块的部位，颜色可以是苍白色的、淡红色的、红色的、紫色的，形状不规则，有圆的，有不圆的，什么样的形状都有。最大特点就是起得快消得快，突然起了很多，过几个小时起的地方又没了，在别的地方又起。皮肤隆起的地方极痒。根据此特点一般人得过一次荨麻疹，肯定这辈子一看就认识。荨麻疹可以分为急性和慢性，急性荨麻疹为暂时性的过敏反应，只要依照医师指示治疗，大多可在数日内痊愈。而慢性荨麻疹则持续反复地发作数月至数年，体质也会因此变得极为敏感。荨麻疹有很多类型，有的是过敏引起的，主要把过敏因素找到，去掉也就可以，有的是感染，有的是自身免疫病引起的，确实有一部分荨麻疹，到目前为止医学上还找不到原因，大部分荨麻疹都可以治愈。

荨麻疹中医称为"瘾疹"，是由于"邪之所凑，其气必虚"所造成。由于人体正气相对虚弱，且患者体质各异，或内有食滞、邪热，复感风寒、风热之邪；或平素体弱，阴血不足，皮疹反复发作，经久不愈，气血被耗，或患有慢性疾病（如肠寄生虫、肝炎、肾炎、月经不调等）致内不得疏泄，外不得透达，郁于皮肤腠理之间，邪正交争而发病。临床上多发于女性，尤以中青年为多见。

本病虽然顽固，但中医辨证施治，是能够治好的。我曾认识一位女士，从外地来京，水土不服，荨麻疹数年，特别爱在上下班路上起皮疹，奇痒无比，非常痛苦。看西医免疫科，做过各种检查，皮试数十种，找不到过敏原，经过多种治疗均无效。后来请人民医院中医欧阳先生诊治，七剂药没有吃完就痊愈了，至今未反复，真是奇效。

足疗对慢性荨麻疹可以起到增强免疫力、调理体质的作用。选择穴位有：脑下垂体、甲状腺、甲状旁腺反射区。每反射区每次按摩 5 ～ 10 分钟。每日 2 次。凡本病患者症见脘腹胀满或恶心呕吐，或泄泻，或便秘者，均可从脾胃辨证，加足三里、合谷穴，胃、小肠反射区。凡本病患者症见咽喉干痛，或咳嗽，或有过敏性鼻炎史，易感冒等，均可从肺系辨证，加曲池穴，肺、气管、鼻反射区。凡本病患者性情急躁、烦躁易怒或情志抑郁者，或女性伴有月经不调、痛经者，均可从肝经辨证，加血海穴，肝、胆囊反射区。凡本病患者伴有心悸、怔忡或失眠多梦者，均可从心系辨证，加心、大脑反射区。凡本病患者症见腰膝酸软者，均可从肾辨证，加涌泉穴，肾上腺、肾脏反射区（图 7-98 至图 7-101）。

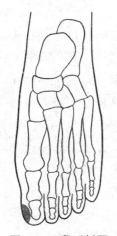
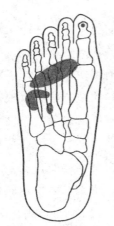
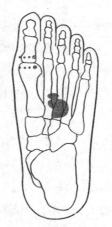
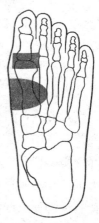

图 7-98　鼻反射区　　图 7-99　脑下垂体、　　图 7-100　甲状旁　　图 7-101　甲状腺、
　　　　　　　　　　　　　　肺、肝、　　　　　　腺、肾上腺、肾脏　　　　　　胃反射区
　　　　　　　　　　　　　　胆囊反射区　　　　　反射区

31. 慢性盆腔炎

盆腔炎是女性内生殖器及其周围的结缔组织或盆腔腹膜发生炎症。

盆腔炎分急性和慢性两种，急性盆腔炎是较为严重的妇科疾病，多在产后、手术后、流产后由病菌感染或经期不注意卫生及邻近器官疾病（阑尾炎等）蔓延所致，急性盆腔炎可有高热、畏寒、下腹剧痛及压痛。慢性盆腔炎多为急性盆腔炎治疗不及时，或患者体质较差，病程迁延所致，但也有的妇女并没有急性盆腔炎的过程，而直接表现为慢性盆腔炎。慢性盆腔炎病情较顽固，当机体抵抗力较差时，可急性发作。症状多有下腹持续疼痛，腰酸痛、月经失调、白带增多、尿急、尿频、排尿困难、食欲不佳、发热、头痛等，小腹两侧有条索状肿物硬结，育龄妇女可有不孕症。

女性胞官、胞脉等重要脏器位于人体下焦，冲任督带通过经脉与五脏六腑相联系，以获取精微营养，借以完成胞官、胞脉、月经及孕育等功能活动。当病邪经阴户侵袭胞官、胞脉时，势必使胞脉之气血运行受阻，进而瘀滞不通，最终导致"淤血"的产生。淤血既是病理产物，又是诸症发生的重要发病机制。慢性盆腔炎除了气血运行受阻，不通或不畅而致的小腹、少腹等冲任经脉循行部位的疼痛外，还可有冲任脉功能失调的表现，如月经不调、不孕等。

足疗可选择肾脏、生殖腺、下腹部、子宫、阴道、卵巢等反射区。双脚取穴，每次每脚推按 10 分钟，每日按摩两次。可以加按涌泉、三阴交、行间、丰隆穴（图 7-102 至图 7-105）。

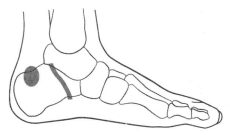

图 7-102　阴道、卵巢反射区

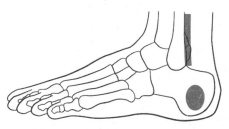

图 7-103　下腹部、子宫反射区

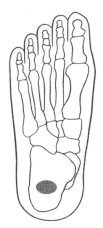

图 7-104　生殖腺反射区

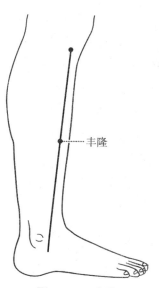

图 7-105　丰隆

32．更年期综合征

更年期综合征是由于更年期精神心理、神经内分泌和代谢变化，所引起的各器官系统的症状。更年期妇女应定期查体，积极防治更年期易患的心身疾病，早期诊治心血管疾病、骨质疏松症、内分泌代谢疾病和肿瘤。

绝经早期主要表现为血管舒缩综合征；晚期（5 年以后）相继出现各器官系统衰老性疾病。

血管舒缩综合征，是因为雌激素匮乏，自主神经功能障碍，引起以阵发性发作的发热、潮红、自汗和心悸为特征的症状。潮红先始于面、颈、前胸部，后波及下腹、躯干和四肢，皮肤血管扩张，片状红润充血，温度升高，伴头痛、头晕、心悸、烦躁、口干。潮热热到什么程度呢？患者多脱衣、袒臂、开窗、打扇或走到户外驱热。潮红持续 3-4 分钟后继以出汗，血管收缩，体温恢复正常而结束。发作周期为 50 分钟左右。夜间发作时，多突从梦中惊醒，且已大汗淋漓，湿濡衣被，伴失眠和焦虑。次日神志恍惚、健忘，伴恶心、呕吐、眩晕等不适。

除此之外，在更年期，泌尿系统症状增多，出现尿频、尿急、张力性或尿急性尿失禁等。骨骼肌肉系统发生退行性变化，骨关节（膝、腕、肘、肩、髋和腰）、韧带、肌肉萎缩，酸痛，功能障碍，出现骨质疏松症和易发骨折。内分泌代谢的变化，引起高脂血症、糖尿病和免疫功能减退，易并发感染和肿瘤。

中医称女性更年期综合征为"经断前后诸症"。中医认为妇女停经前后肾气渐衰，脏腑功能逐渐衰退，使人体阴阳失去平衡，因而有面红潮热、眩晕头胀、烦躁易怒、抑郁忧愁、心悸失眠、阴道干涩灼热、腰酸背痛、骨质疏松等症状。

绝经期是妇女一生中的一个生理转折，是脏腑功能衰退、生殖功能丧失的开始。故《内经》中说："女子……七七任脉虚，太冲脉衰少，天癸竭，地道不通，故形坏而无子。"绝经前后证候多以肾虚精亏、心脾不足、肝失调和为主。

足疗对于调节内分泌和神经系统功能，有着独特的优势。

选择大脑、脑下垂体、颈部、生殖腺、甲状旁腺、肾上腺、子宫反射区（图 7-106 至图 7-108），采用柔和的刺激，每次 30 分钟，每日 1 次。可加按三阴交、足三里穴。

33．痛经

有一半的妇女都有过痛经，大概有 50% 是原发性的，是生理性的。月经来了以后有一些不舒服，比如说下腹痛腰酸都是一些正常的生理现象，每个人来月经

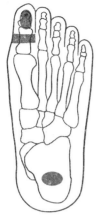

图 7-106 大脑、脑下垂体、颈部、生殖腺反射区

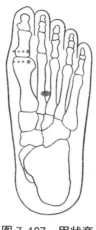

图 7-107 甲状旁腺、肾上腺反射区

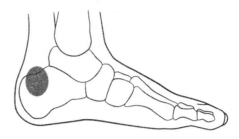

图 7-108 子宫反射区

的时候都会有一些不舒服，只是各人感觉不一样而已。只有痛经影响正常的生活才是一种疾病。

还有一种是器质性的痛经，是由于病变引起的，主要是内膜异位症，子宫肌瘤，子宫发育异常。

很大一部分痛经和心理因素有关系，经期卫生要求女性月经期精神不要紧张，要好好休息，其目的就是让你精神放松，自己调整会好一些。

原发性痛经能根治。因为它是一种生理现象，只是每个人的感觉程度不一样，有的人的痛阈高，可以忍受，有的人痛阈低，感觉很痛。实际上痛经的人只要有排卵就会疼痛，不排卵就没有月经。中医学将痛经称为行经腹痛，其主要病机为气血运行不畅。虚寒痛经者身体虚弱，气血受损，经血运行无力，可以在经期前一两天喝红糖姜茶；气滞血瘀，多是肝郁气滞，经期感寒，心情不畅，可以喝些月季花茶。

平时可以做足疗按摩：脑下垂体、心脏、肝脏、脾脏、肾脏、子宫、卵巢等反射区（图 7-109 至图 7-112）。虚寒的加强心脏、肺脏、脾脏、肾脏反射区，

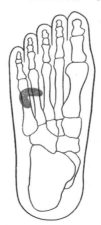

图 7-109 脑下垂体、肝脏反射区

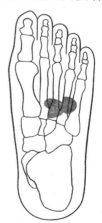

图 7-110 脾脏、肾脏反射区

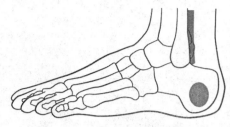

图 7-111 卵巢、下腹部反射区

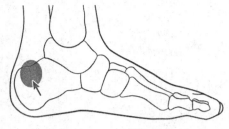

图 7-112 子宫反射区

气滞的加强肝脏、胃反射区。

除此之外，可以加按三阴交、足三里、血海、阴陵泉穴。

34. 妊娠呕吐

妊娠呕吐，中医又称妊娠恶阻。其表现为：妇女在怀孕初期，食欲不振，有轻度恶心、呕吐等现象，不影响饮食和工作，则属于正常生理反应，到妊娠第三个月能自然消失，故无须治疗。

但有些孕妇呈持续性或剧烈呕吐，甚至不能进食、全身乏力、明显消瘦、小便少、皮肤黏膜干燥、眼球凹陷等，必须及时治疗，以免影响母体健康和胎儿发育。足部按摩疗法对此症见效甚快，但要注意手法要轻柔，时间不宜过久，以补为主。

足部按摩治疗基本手法

（1）用手拇指按揉足部冲阳、太白穴各 10 分钟，每日 1 ～ 3 次（图 7-113 至图 7-116）。

（2）轻轻按揉足部胃、肝脏、生殖腺、甲状腺反射区各 3 ～ 5 分钟，揉足腹腔神经丛、肾脏、输尿管、膀胱、肾上腺反射区各 3 分钟，每日 1 ～ 2 次。

（3）揉按足部内庭穴 10 分钟左右，即可缓解症状。

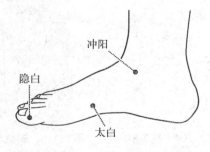

图 7-113 冲阳、太白、隐白

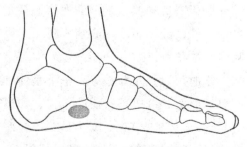

图 7-114 膀胱反射区

（4）按压足部厉兑、隐白两穴 10 ~
25 分钟。辅助按摩治疗：对于症状严重者，
在足部按摩治疗的同时，可揉按手食指指
甲旁的商阳穴 3 ~ 5 分钟，每日 1 次。

35．慢性鼻炎

慢性鼻炎是鼻腔黏膜和黏膜下层的
慢性炎症。表现为鼻黏膜的慢性充血肿
胀，称慢性单纯性鼻炎。若发展为鼻黏
膜和鼻甲骨的增生肥厚，称为慢性肥厚
性鼻炎。急性鼻炎反复发作或治疗不彻
底可演变成慢性鼻炎。有些是由于邻近

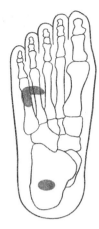
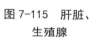

图 7-115　肝脏、
生殖腺

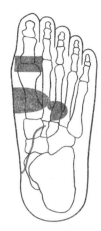

图 7-116　甲状腺、
胃、肾脏、输尿管

的慢性炎症长期刺激，如慢性鼻窦炎、鼻中隔偏曲、慢性扁桃体炎或腺样体肥大
等，导致鼻发生通气不畅或引流阻塞。鼻腔用药不当或过量过久形成药物性鼻炎，
特别是久用萘甲唑啉（滴鼻净）。全身病因如长期慢性疾病、维生素缺乏、烟酒过
度、长期服用利血平等降压药物可引起类似鼻炎的症状。环境例如水泥、烟草、
煤尘、面粉或化学物质等环境中的工作的人，鼻黏膜受到物理和化学因子的刺激，
可造成慢性鼻炎。温湿度急剧变化的环境，如炼钢、冷冻、烘熔等车间工人，也
较易发生此病。

慢性鼻炎大多的症状是间歇性或交替性鼻塞。一般是白天、劳动或运动时减轻，
夜间、静坐或寒冷时加重。侧卧时位于下侧的鼻腔常阻塞加重。此外，嗅觉可有不同
程度的减退，说话出现鼻音，鼻涕多，鼻涕向后可流入咽腔，出现咳嗽、多痰等症状。

当肥大的中鼻甲压迫鼻中隔时，可引起三叉神经受压或炎症，出现不定期发
作的额部疼痛，这种疼痛向鼻梁和眼眶放散。

防治鼻炎，关键是要增强体质，加强运动，提高抗寒能力。否则，经常伤风感冒，
慢性鼻炎是很难治好的。

足疗可以增强体质，利咽清肺。选择肾上腺、甲状旁腺、鼻、上腭、下腭、
喉、肺等反射区（图 7-117 至图 7-119）。可先用热水泡脚，然后按摩。足部按摩
后，将双手掌搓热，沿鼻子两侧，从鼻根到迎香（鼻翼外缘中点于鼻唇沟的中间
图 7-121），往返摩擦。再用拇指、中指捏揉鼻翼两侧 20 ~ 30 次。按压迎香、合
谷（图 7-120，图 7-121）各 1 分钟。以上手法，每日早、晚各 1 次。

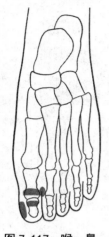

图 7-117 喉、鼻、
上腭、下腭

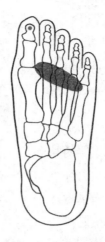

图 7-118 肺、垂体

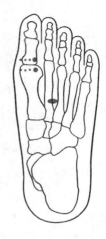

图 7-119 肾上腺、
甲状旁腺反射区

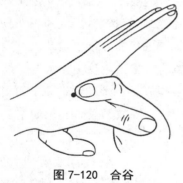

图 7-120 合谷

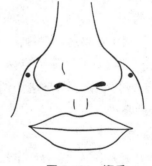

图 7-121 迎香

36. 耳鸣

一个老朋友耳鸣，不堪其扰，要我帮忙找个耳鼻喉医生把他的听觉神经"解决"掉，宁可失聪也不要一辈子给耳鸣折磨！我告诉他，耳鸣的患病率很高，40％的人都有过耳鸣的经历，不过，其中只有10％"终身相随"，绝大多数是能够自愈的。

耳鸣者很痛苦，他们的宁静生活受到扰乱。有人会听到连绵不断的低调声，如风声、雷声、机器声等，有人则听到高调声，如口哨声、鸟叫、蝉鸣等，有的还听到短暂的飞机声。

我们的内耳是产生声音的"工厂"，这里的工作是将声波的机械性能量转化为电子能量，这样，声音才能随着听觉神经让脑部接收，当这种能量转化的过程出问题，就会制造"副产品"。出现耳鸣要及时治疗，拖得久了，耳朵转化声音能量的功能减退，"副产品"就会被吸纳得更多，变得更响亮，甚至在吵闹的街道上都能听到。

中医认为耳鸣和肝胆心肾有关，人有12条经脉直接上通于耳，包括胆经、胃经、小肠经、膀胱经等。在中医来看，耳朵是肾之窍，肾开窍于耳，心气直通于耳，胆经上通于耳，肝胆互有表里关系，故肝胆影响耳朵。耳鼻眼口七孔属清窍，有些身体壮实而脾气暴躁者，因肝火较旺，肝阳上亢而扰乱清窍。这类耳鸣者多舌红及眼充血，他们多因生气而发病，或者冷静时耳鸣不严重，生气时就加重。多喝酒，常吃煎炸辛辣食品者，肝火痰火就旺，痰火壅结在内，可能就产生耳鸣。耳鸣在临床上分虚证实证两类，上述情况是属于实证，多发生在成年或壮年人身上，虚证耳鸣以肾虚为主，较多见于老年人，中医理论说男性七七四十九岁，女性八八六十四岁，肾气开始虚弱。正因肾开窍于耳，耳得不到足够的肾气濡养，就产生耳鸣。年轻人也可能因肾发育不全、脾胃虚弱，脾气虚，清气不可上升，以致清窍失养，造成耳鸣。中医认为脾主管清气上升，胃主管浊气下降（排出），脾胃不好，清气不能升，浊气不能下，就可能引起耳鸣或失眠，而耳鸣者多也失眠。此外，气血亏损，过度疲劳导致体虚，过度思虑，大病初愈，心血耗伤，正气不足，都可能是耳鸣的诱因。

只要坚持治疗，足疗对调理肝肾、治疗耳鸣有较好的效果。选穴是：大脑、耳、胸部淋巴、上身淋巴、下身淋巴、内耳迷路、肾上腺、肾脏反射区（图7-123，图7-124）和涌泉穴。耳和肾上腺反射区由上向下点按，每次每穴5分钟。涌泉穴按揉200次。其他穴按揉5分钟。耳鸣时间长的，可以加三阴交、行间、大敦、阳陵泉、丰隆、窍阴穴（图7-125，图7-126）。

37．眼疲劳

经常使用电脑的人，眼睛常有干涩、血丝、怕光、流泪、红肿等症状。或是眼内有异物感，视力不稳定暂时模糊，可能还会觉得眼皮沉重、眼球胀痛甚至

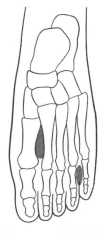

图7-122　内耳迷路、
胸部淋巴反射区

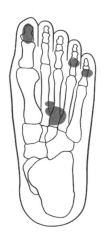

图7-123　大脑、耳、
肾上腺、肾脏反射区

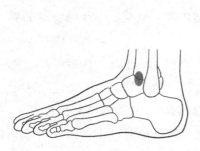
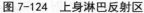
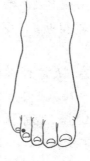
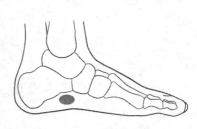

图 7-124　上身淋巴反射区　　　图 7-125　窍阴穴　　　图 7-126　膀胱反射区

头痛。眼睛疲劳是一种主观的感受，严格说起来不能算是一种病症，很难利用仪器检查出问题的所在。

　　眼睛疲劳的程度与工作时间的长短有密切关系，而与工作的性质或内容无关，也就是说无论你是文书、校对、收银员或是柜台服务员，只要工作达到一定时间，就会产生眼睛疲劳症状。

　　造成眼睛疲劳因素很多，一般说来可以大致归纳为下列几个原因。

　　（1）眼镜屈光度不合适，度数过深，或是有高度散光的人。如果眼镜的度数配得不正确，或者是因为镜架的扭曲变形，导致瞳距不正确，都可能因此加重眼睛的负担及眼睛疲劳的症状。

　　（2）工作距离太近或姿势不正确，过度靠近电脑荧光屏，比较容易受到辐射线的伤害，尤其是使用笔记本电脑时，由于屏幕过小，导致使用者必须近距离工作，头部向前倾，颈部肌肉用力，很容易形成工作劳累，加重眼睛的疲劳。

　　（3）有些电脑因为使用时间过久，导致屏幕画质降低，清晰度下降，因此造成阅读上的困难。

　　（4）工作环境中的光线太强或者是太弱，导致屏幕与外界产生强烈的反应，容易对眼睛造成刺激。

　　（5）眼疲劳和心理压力有关。那些因长时间坐在电脑前工作而相信自己患上眼睛疲劳症的人，很可能是受心理压力影响。工作压力过大，无法发挥专长，与同事发生摩擦和自信心不足出现眼疲劳的可能性更大。

　　足疗对补肾明目护眼也有很好的功效。选择肾脏、输尿管、膀胱、眼睛、上身淋巴、下身淋巴、胸部淋巴反射区（图 7-126 ～至图 7-128）。肾脏、输尿管、膀胱三反射区连按，从肾脏推按至膀胱。双脚取穴，每次每脚推按 5 分钟。其他穴每日 2 次，每次 5 ～ 10 分钟。另外加按厉兑穴、束骨穴。

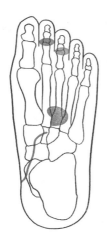

图 7-127　肾脏、输尿管、眼睛反射区

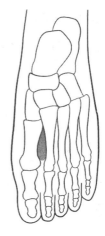

图 7-128　胸淋巴反射区

★ 附：明耳操

（1）意守明目：自然站立，抬头望天约 1 分钟，再低头望地 1 分钟。然后合目静坐。将意念集中于双眼，舌抵上腭，自然呼吸。

（2）按睛明穴：示指尖点按睛明穴，按时吸气，松时呼气，共 36 次，然后轻揉 36 次，每次停留 2 ～ 3 秒。

（3）揉按四白穴：略仰头，眼光下移到鼻翼的中点。按时吸气，松时呼气，共 36 次，然后轻揉 36 次，每次停留 2 ～ 3 秒。

（4）揉按太阳穴：按压太阳穴（眼尾与眉梢之间凹陷处）。按时吸气，松时呼气，共 36 次，然后轻揉 36 次，每次停留 2 ～ 3 秒。

（5）按压攒竹穴：攒竹穴在眉毛内侧顶端。按时吸气，松时呼气，共 36 次，然后轻揉 36 次，每次停留 2 ～ 3 秒。

（6）按压风池穴：风池穴在耳后枕骨下。按时吸气，松时呼气，共 36 次，然后轻揉 36 次，每次停留 2 ～ 3 秒。

（7）凝神浴面：将两手掌心搓热，吸气，两手由承浆穴（嘴角）沿鼻梁直上至百会穴（前额），经后脑按风池穴，过后颈，沿两腮返承浆穴，呼气，做 36 次。

38．其他

低血压

肾、输尿管、大脑、颞叶反射区。每日将双脚平放，踇趾往起跷，每次每只脚30下，每日多次，可消除疲劳，缓解眩晕。

心悸

肾、心脏、肝脏、脾脏、小肠反射区。

心绞痛

肾、输尿管、膀胱、肾上腺反射区。

贫血

甲状腺、甲状旁腺、脾脏、生殖腺反射区。

动脉硬化

肾上腺、肾、输尿管、膀胱反射区。

胸闷

心脏、胸、横膈反射区。

中风

大脑、小脑、额窦、颞叶、腹腔神经丛、肾、心脏、生殖腺、颈椎、颈部、脾脏等反射区。

头晕

小脑、颈椎、眼、耳、颞叶反射区。隐白穴、大敦穴、中渚穴。

腹泻

大肠、小肠、腹腔神经丛、上身淋巴、下身淋巴反射区。

膈肌痉挛

肾、输尿管、膀胱、腹腔神经丛、胃及十二指肠、甲状旁腺反射区。

腹痛

胃、大肠、小肠、腹腔神经丛、甲状旁腺反射区。

消化道溃疡

胃、十二指肠、肾、输尿管、膀胱反射区。

过敏性肠炎

腹腔神经丛、横结肠、降结肠、直肠、下身淋巴结、垂体反射区。

神经性腹泻

腹腔神经丛、下腹部反射区。

痔疮

直肠、肛门、肾上腺、肾、输尿管、膀胱反射区。

咽炎

上身淋巴、下身淋巴、胸部淋巴、扁桃体、喉、气管反射区。

支气管炎

喉、气管、胸淋巴、肾上腺、甲状旁腺、肺反射区。

肺炎

肺、甲状旁腺、肾上腺、上身淋巴、胸淋巴结反射区。

遗尿

肾、输尿管、膀胱、垂体反射区。

水肿

肾、输尿管、膀胱、肝脏、胃、小肠、大肠、胰腺反射区。

膀胱炎

肾、肾上腺、输尿管、上身淋巴、下身淋巴反射区。

泌尿结石

肾、输尿管、膀胱反射区。

晕车

颞叶、耳、胃、垂体反射区。

腰腿酸软

腰椎、胃、肝脏、胆、甲状旁腺、肾反射区。

静脉曲张

肾上腺、肾、输尿管、膀胱、心脏反射区。

肿瘤恢复

脾脏、上身淋巴、下身淋巴、胸淋巴反射区。

近视

眼、肾、肾上腺反射区。

口疮

上腭、下腭、胃、肝脏、胆、胰腺反射区。

牙痛

上腭、下腭、胃、胰腺、腹腔神经丛反射区。

牙周病

胃、十二指肠、胰腺、胸淋巴、上腭、下腭反射区。

前列腺病

肾、输尿管、膀胱、上身淋巴、下身淋巴、前列腺、尿道、生殖腺反射区。

阳痿

肾、输尿管、睾丸、前列腺、肾上腺反射区，三阴交穴、涌泉穴。

早泄

肾上腺、肾、输尿管、前列腺、睾丸、生殖腺、脑垂体反射区。

遗精

生殖腺、垂体、大脑、肾上腺、甲状旁腺反射区，涌泉、三阴交穴。

阴冷

垂体、大脑、肾上腺、肾、生殖腺、下身淋巴、腹腔神经丛、子宫、卵巢、阴道反射区。

阴道痉挛

肾、肾上腺、腹腔神经丛、垂体、阴道、生殖腺、子宫反射区。

产后下乳

垂体、肾上腺、甲状旁腺、子宫、生殖腺反射区。

闭经

生殖腺、子宫、卵巢反射区。

痤疮

肾、输尿管、膀胱、肾上腺、胃、大肠、小肠、肝脏、胆、脾脏、甲状腺、垂体、生殖腺、上身淋巴、下身淋巴反射区。

黄褐斑

胃、输尿管、膀胱、肾上腺、甲状腺、甲状旁腺、垂体、生殖腺、胃、肝脏、胆、脾脏反射区。

脱发

大脑、垂体、甲状腺、肾上腺、肾、输尿管、膀胱、卵巢（前列腺）反射区。

减肥

肾、输尿管、膀胱、甲状腺、食管、脾脏反射区。

消瘦

甲状腺、胃、十二指肠、肝脏反射区。

自主神经功能紊乱

颞叶、颈部、垂体、肩、斜方肌、颈椎、肩胛反射区。

三叉神经痛

颞叶、颈部、额窦、上腭、下腭、甲状旁腺、颈椎反射区。

第8章

足 浴

　　曾国藩认为"读书""早起"和"足浴"为其人生的三大得意之事。

　　古人曾经有过许多对足浴的记载和描述："春天洗脚，升阳固脱；夏天洗脚，暑湿可祛；秋天洗脚，肺润肠濡；冬天洗脚，丹田温灼。"

　　苏东坡也很推崇足浴，认为"热浴足法，其效初不甚觉，但积累百余日，功用不可量，比之服药，其效百倍"，还在诗中写道"他人劝我洗足眠，倒床不复闻钟鼓"。正所谓"晨起皮包水，睡前水包皮，健康又长寿，百岁不称奇"。

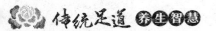

　　足浴是足道养生诸法中的一种，属中医外治法。古人曾经有过许多对足浴的记载和描述："春天洗脚，升阳固脱；夏天洗脚，暑湿可祛；秋天洗脚，肺润肠濡；冬天洗脚，丹田温灼。"苏东坡也很推崇足浴，认为"热浴足法，其效初不甚觉，但积累百余日，功用不可量，比之服药，其效百倍"，还在诗中写道"他人劝我洗足眠，倒床不复闻钟鼓"。正所谓"晨起皮包水，睡前水包皮，健康又长寿，百岁不称奇"。曾国藩认为"读书""早起"和"足浴"为其人生的三大得意之事。可见足浴在中华养生保健历史中占有的地位。

1. 足浴保健原理

　　足浴保健疗法是通过水的冷热作用、物理作用、化学作用及借助药物蒸汽和药液熏洗的治疗作用，起到疏通经络，散风降温，透达筋骨，理气和血，从而达到增强心脑血管功能、改善睡眠、消除疲劳、消除亚健康状态、增强人体抵抗力等一系列保健功效。足浴保健疗法又分为普通冷热水足浴疗法和足药浴疗法。普通冷热水足浴疗法是指通过水温和机械作用，刺激足部各穴位，促进气血运行、畅通经络、改善新陈代谢，进而起到防病及自我保健的效果。足药浴疗法是指选择适当的药物、水煎后兑入温水，然后进行足药浴，让药物在水的温热作用和机械作用下通过黏膜吸收和皮肤渗透进入到人体血液循环进而达到防病、治病的目的。

2. 足浴的作用

　　（1）改善血液循环：足浴可以加速血液微循环，舒筋通络，和气活血。水的温热作用，可扩张足部血管，增高皮肤温度，从而促进足部和全身血液循环。坚持每天热水足浴，可有效防治风湿性关节炎、静脉曲张、下肢水肿、麻木、四肢不温及足癣等症状。天天坚持足浴，全身血流畅通，一通百通，有效防止脑血栓和眩晕，同时也能防治夜尿频、便秘等症。"百病从寒起，寒从脚下生"，人体脚部距心脏最远，局部血流相对缓慢。冬春季节，下肢特别是脚总是感到特别寒冷。

热水足浴可使足部血管扩张，血流加快，祛寒保暖，还能防止脚裂和冻疮。

（2）促进新陈代谢：由于足浴可促进全身血液循环量的增加，从而调节各内分泌的功能，促使各内分泌腺体分泌各种激素，如甲状腺分泌的甲状腺激素，肾上腺分泌的肾上腺素，这些激素均能促进新陈代谢。

（3）消除疲劳：足浴的最大作用就是消除疲劳。当体内组织器官需要的营养物质和氧气供应不足，代谢废物乳酸等积蓄增多，进入大脑组织，使人产生疲劳感时，热水足浴可令代谢废物从体内排出，疲劳消除。

（4）改善睡眠：足浴可通过促进足部及全身血液循环，加速血流，可调节和平衡人体分泌、舒展紧张神经，驱散足底沉积物和消除体内的疲劳物质，消除疲劳使人处于休息状态从而改善睡眠。

（5）调整血压：足浴可扩张足部及全身细小动脉、静脉和毛细血管，使自主神经功能恢复到正常状态，可改善人体自我调节功能，使身体达到行气活血自我平衡。有效防治高血压、高血脂和动脉痉挛等。有助于安神祛烦，催眠入睡，改善睡眠，消除失眠症从而降低血压，缓解高血压的自觉症状。

（6）养生美容、养脑护脑、活血通络等一系列保健作用。可调节内分泌系统和分解体内脂肪，以达到减轻体重和美容的目的。

（7）增强抵抗力。热水足浴如同用艾条灸这些穴位，加上按摩作用，可起到促进气血运行，温煦脏腑，增加人体抵抗力作用。

3．足浴的方法

（1）热水足浴的水温多在 36 ～ 43℃，但一般不应超过 45℃。先将脚放入37℃左右的水中，然后加热水逐渐变热至 42℃左右即可保持水温，浴足时水通常要淹过踝部，且要时常搓动。浴足时间不要少于 30 分钟，40 分钟较适宜，最低不低于 36℃。水温还应由个体差异来决定，初次足浴者，水的温度可以低些，并逐渐增加水温。以保健为目的的足浴水温可低些，痹症、中风后遗症及四肢厥冷等治疗性足浴，水温应高些。对于儿童、高血压患者、皮肤感觉迟钝的患者、中风后遗症患者，应有专人护理，防止损伤皮肤。

（2）冷水足浴，水温要逐渐降低，一般可从 20℃慢慢降至 4℃左右，并可从秋季开始用冷水泡脚，一直坚持到冬季。每次足浴前先用手摩擦足部，使足部变得温热，然后双足浸入冷水中，再用两足相互不断摩擦，直到足部潮红。每次约5 分钟，可早、晚各进行 1 次。冷水足浴不仅使足部血管强烈收缩，而且全身各系统的生理功能在神经体液的调节下也处于积极活动状态。冷水足浴还能促使鼻黏膜的温度升高，增强呼吸道的抵抗力，冬季可预防感冒。但需注意的是，冷水足浴后应立即擦干和保暖。

（3）家庭中药浴足方法，最好先用热开水沏药，热气熏蒸足部 5～10 分钟，中药的热气将足部的毛细血孔扩张，热气中的中药有效成分，通过皮肤毛细血孔给穴位供药，再经经络运行到五脏六腑，从而达到内病外治、上病下治、冬病夏疗、外病熏洗之功效。然后再浸泡 30 分钟左右，通过双手按摩，使药物更好地刺激足位穴位和反射区，从而达到通经络、促进血液循环、调节神经系统、改善睡眠的目的。

4．注意事项

（1）足浴时要注意温度适中（最佳温度在 40～45℃），既避免水温过高灼伤皮肤，尤其是昏迷、生活不能自理者，同时避免凉水对血管的收缩作用而有害健康。最好能让水温按足部适应程度逐步变热。

（2）足浴的时间在 30～40 分钟为宜，足浴时间内水温要保持，尤其进行足浴治疗时，只有保持一定的温度和确保规定的足浴时间，才能保证药物效力的发挥最大化，从而起到治疗的效果。

（3）足药浴时，如给予足部以适当的物理刺激，如按摩、捏脚或搓脚等，有条件者也可使用具有加热和按摩功能的足浴盆进行足浴，效果更佳。

（4）饭前、饭后 30 分钟不宜进行足浴，由于足浴时，足部血管扩张，血容量增加，造成胃肠及内脏血液减少，影响胃肠的消化功能。饭前足药浴可能抑制胃液分泌，对消化不利，饭后立即足浴可造成胃肠的血容量减少，影响消化。

（5）足药浴治疗后，如出现起疱，皮肤发红、瘙痒这样的异常，可能是药物过敏。出现这些症状后，应停止用药浴足。

（6）足药浴所用外治药物，剂量较大，有些药物尚有毒性，故一般不宜入口。同时，足药治疗完毕后，应洗净患处，拭干。

（7）有传染性皮肤疾病者，如足癣病人，应注意自身传染和交叉传染的可能。同一家庭成员，最好各自使用自己的浴盆，以防止交叉感染或传播传染病。

（8）在进行足浴时，由于足部及下肢血管扩张，血容量增加，可引起头部急性贫血，出现头晕、目眩。出现上述症状时，可用冷水洗足，使足部血管收缩，血流充分流向头部，消除头部急性贫血，缓解症状。

（9）有出血等症状患者，不宜足浴。

（10）患严重心力衰竭、心肌梗死、皮肤破损或皮肤感染者不宜足浴。

5．足药浴常用药物

足药浴疗法的中医用药多为通经走络、开窍透骨、拔毒祛邪之药物。如细辛、白芷、艾叶、穿山甲、肉桂、丁香、胡椒、麝香等。足药浴所用药味必气味俱厚，有时甚至用些力猛有毒之品，且多生用。如半夏、附子、草乌、南星等。足药浴的时候还多用热药，以促进气血流通。为使药力专而收效速，还可以选用某些辅助药，如酒、姜来调和。

6．足浴能治哪些病

足浴适于内科、外科、儿科、妇科及皮肤科许多疾病的治疗，也可用来保健益寿、美容洁肤。足浴具有促进足部及全身血液循环、新陈代谢、活血通络作用，故适用于痹证、风湿性关节炎、类风湿关节炎、中风后遗症、四肢厥冷症、血栓闭塞性脉管炎、闭经、小儿麻痹后遗症等。足浴还能明显消除疲劳，改善睡眠，治疗神经官能症。对儿科、妇产科疾病也有独特的疗效。足浴可以促进全身的血液循环和新陈代谢，对于各种颈椎病都有辅助治疗作用。长期低头工作容易患颈椎病的患者，也可以经常足浴来预防颈椎病的发生。

7．民间足浴药方

失眠配方

用药：吴茱萸 40 克，米醋（白醋）适量。

用法：用吴茱萸煎汁，加入温水，再加入米醋，配合足浴盆浸泡双足 30 分钟。每日 1 次。

又：磁石、荆芥、首乌藤、丹参、独活、远志各 15 克，水煎去渣，加热水至 3000 毫升（水温约 40℃）浸足，每晚睡前 1 次。

牛膝钩藤降压方

用药：牛膝、钩藤各 30 克。

用法：加清水适量，浸泡 5 ～ 10 分钟后，水煎取汁，放入浴盆中，待温时足浴，可不断加热水以保持水温，加至盆满为止。每日早起和晚睡前足浴。每次 30 ～ 40 分钟，以不适症状减轻或消失为 1 个疗程，连续 1 ～ 2 个疗程。

功效：可平肝潜阳，引热下行，适用于肝阳上亢型高血压。

决明降压方

用药：石决明 24 克，黄芪、当归、牛膝、生牡蛎、白芍、玄参、桑枝、磁石、补骨脂、丹皮、乌药、独活各 6 克。

用法：石决明、牡蛎、磁石先煎 30～60 分钟，取其煎液加温水适量，入浴盆足浴，每次 1 小时，每日 1 次，每次 1 剂，连续 7～10 剂。

功效：可平肝潜阳，适用于高血压头晕头痛、小便短少、肢体水肿、麻木等。

桑叶芹菜降压方

用药：桑叶、桑枝各 30 克，芹菜 50 克。

用法：将上列药物加水 4000 毫升煎煮取液，先熏足后浸足，每日 1 次，发作时每日 2 次，1 剂可用 2～3 次，10 天为 1 个疗程。

功效：清肝降压。本方适用于各类高血压患者。

钩藤桑叶降压方

用药：钩藤 20 克，桑叶 15 克，菊花 20 克，夏枯草 30 克。

用法：上药加水 4000 毫升煎煮取液，先熏脚后温洗双足，每日 1 次，1 剂可用 2～3 次，10 天为 1 个疗程。

功效：平肝潜阳，清热安神。

桑寄生桑枝降压方

用药：桑寄生、怀牛膝、茺蔚子、桑叶、菊花各 10 克，钩藤、明矾各 30 克，桑枝 20 克。

用法：上药加水 4000 毫升煎煮取液，先熏脚后温洗双足，每日 1 次，1 剂可用 2～3 次，1 周为 1 个疗程，连续 4 个疗程，血压稳定后可改为 2～3 日熏泡脚 1 次。

功效：平肝阳，益肝阴，降血压。

吴萸肉桂糊保健方

用药：吴茱萸、肉桂各 50 克。

用法：将上药共研细末，每次取 10 克左右加米醋调为稀糊状，外敷于双足心肾反射区，1 日 1 换，连续 5 ～ 7 天。

功效：温经通脉，疏肝下气。

罗布麻杜仲保健方

用药：罗布麻叶 15 克，杜仲 6 克，牡蛎 15 克，首乌藤 10 克，吴茱萸 10 克。

用法：煎水浴足。

功效：平肝潜阳，安神镇静。主治高血压病引起的头痛、眩晕。

吴茱萸黄柏保健方

用药：吴茱萸 15 克，黄柏 15 克，知母 15 克，生地黄 15 克，牛膝 15 克，生牡蛎 50 克。

用法：加水煎煮，去渣取液，待温后浸洗双足 10 分钟，每日 1 次，7 ～ 14 日为 1 个疗程。

功效：清热燥湿，疏肝除烦。主治阴虚阳亢型高血压病出现眩晕、颜面红赤、口苦口干者。

钩藤冰片保健方

用药：钩藤 20 克，冰片少许。

用法：将钩藤切碎，加少许冰片，入布包，放入盆内加温水浸泡备用。每日晨起和晚睡前各洗浴双足 1 次，每次 30 ～ 45 分钟，10 日为 1 个疗程。

功效：疏风清肝，息风止痉。

夏磁保健方

用药：夏枯草、磁石、决明子、生龙骨、川芎各 15 克。

用法：草药煎汁去渣倒入米醋和热水至 3000 毫升浸足。每日 1 ～ 2 次，每次 20 ～ 30 分钟。

夏枯草祛痛方

用药：夏枯草 20 克，陈醋 1000 毫升。

用法：将药放入醋内浸泡后煎煮 20 分钟，每次浴足 30 分钟，两天换药 1 次。

功效：防止足跟痛。

五加皮祛痛方

用药：五加皮 12 克，川椒 12 克，芒硝 16 克，老葱根切段。

用法：煎煮后浴足 30 分钟。

功效：防止足跟痛。

双桑祛痛方

用药：桑树皮 15 克，桑叶 15 克，茺蔚子 15 克。

用法：加水 2000 毫升煎至 1500 毫升左右，去渣取液，凉至不烫足时洗泡双足 30 分钟，每日 1 次，洗毕睡觉。为保持水温，在洗浴过程中可适当添加热水。

功效：疏风清肝，化瘀止痛。主治高血压病等原因引起的头痛。

保健足浴配方

用药：当归 15 克，黄芪 20 克，红花 10 克，苏木 10 克，泽兰 10 克，生地黄 10 克，川椒 10 克，葛根 15 克，细辛 6 克，黄芩 15 克，伸筋草 15 克，酸枣仁 15 克。

用法：煎汤凉置 45℃浴足。

磁石石决明祛痛方

用药：磁石 18 克，石决明 18 克，桑枝 6 克，枳壳 6 克，当归 6 克，党参 6 克，黄芪 6 克，乌药 6 克，蔓荆子 6 克，白蒺藜 6 克，白芍 6 克，炒杜仲 6 克，牛膝 6 克，独活 6 克。

用法：前两味药先加水煎汤，再加其余 12 味共煎，去渣取液，洗浴双足，每日 1 次，每次约 1 小时，10 日为 1 个疗程。为保持水温，在洗浴过程中可适当添加热水。

功效：镇肝息风，柔肝补肾，益气养血。主治高血压病引起的头痛、眩晕、麻木等。

头痛配方

用药：白附子 10 克，川芎 20 克，白芷 20 克，细辛 10 克，葱白 5 根。

用法：煎汤浴足。

功效：主治头痛发凉，怕风。

咳嗽配方

用药：麻黄 10 克，胡椒 40 粒，老姜 30 克，生白矾 30 克。

用法：煎汤浴足。主治冬季久咳不愈。

痛经配方

用药：小茴香 200 克。

用法：煎水去渣后，混入温水用足浴盆浸泡双足 30 分钟，每日 1 次。

感冒或感冒头痛配方

用药：生姜 200 克。

用法：煎水去渣后，混入温水按摩足浴盆浸泡双足 30 分钟，每日 1 次。

风湿麻木配方

用药：山姜茎叶适量，或野花椒枝叶适量，或番木瓜枝叶适量。

用法：煎汤去渣后，混入温水用足浴盆浸泡双足 30 分钟。

血栓闭塞性脉管炎配方

用药：桂枝、附片、伸筋草、苦参各 15 克。

用法：煎水去渣后，混入温水用按摩足浴盆浸泡双足 30 分钟，每日 2 次，10 天为 1 个疗程。

中风后手足拘挛配方

用药：伸筋草、透骨草、红花各 6 克。

用法：5 升清水加入上药，煎煮 10 分钟后加入温水，用足浴盆浸泡双足，每日 3 次，1 个月为 1 个疗程。

足部水肿配方

用药：楠木、桐木各适量。

用法：以上药用煎汤后加温水，用按摩足浴盆浸泡双足，每次 30 分钟，每日 1 次。

糖尿病足配方

用药：金银花、紫丹参、乳香、没药、黄柏、苦参、川芎等。

用法：采用中药浸泡浴法，通过皮肤透皮吸收达到温经、活血、止痛、改善循环的作用。

功效：此方适用于糖尿病足早期下肢疼痛跛行，患足凉麻，色苍白或苍黄、紫暗的患者。注意在无坏疽期才可进行足浴。

糖尿病性趾端坏死配方

用药：川桂枝、生附片各50克，紫丹参、忍冬藤、生黄芪各100克，乳香24克。

用法：以上药用5000克水煮，用文火煮沸后再煎20分钟，去渣后混入温水内用足浴盆浸泡双足30分钟，每剂药可反复使用3次。

减肥、脂肪堆积造成的肥胖病配方

用药：冬瓜皮200克，茯苓100克，木瓜100克。

用法：水煮去渣后，混入足浴盆内浸泡双足每次30分钟，至微微出汗，每日1次，20～30天为1个疗程。

便秘配方

用药：花椒、姜、盐、醋、小茴香各适量。

用法：每晚睡觉前，用以上药物浴足并按摩。

功效：对功能性便秘有较好的防治效果。尤其适用于那些体质较强的习惯性便秘患者。

丝瓜美容方

用药：鲜嫩丝瓜及新鲜叶藤。

用法：煮水泡脚。

功效：能凉血解毒，美容护肤，防皱，杀菌消炎。防治皮肤粗糙、面疣、粉刺、毛囊炎。

三白美容方

用药：白芷、白及、白蔹、瓜蒌。

用法：用水煎泡脚。

功效：可滋润皮肤，消炎杀菌，防止皮肤萎黄、黯黑、粗糙及皮肤痤疮。

遗精、早泄配方

用药：熟地黄、泽泻、杜仲、防风、巴戟天、公丁香各 15 克。

用法：水煎去渣加热水至 3000 毫升浸足，每晚睡前 1 次。

急性结膜炎配方

用药：野菊花、木贼草、薄荷叶各 15 克。

用法：煎水去渣加热水至 3000 毫升，浸足每日 1～2 次，每次 20 分钟。

足部冻伤配方

用药：桂枝、茄秧、白芷、防风、细辛各 15 克。

用法：水煎加热水至 3000 毫升浸足。每日 2 次，每次 20 分钟。

8. 小儿浴足药方

小儿足药浴疗法，可选择适当的药物，水煎后兑入温水，置于脚盆中，以能淹没足踝部为宜，先熏后洗，每次 15～30 分钟，通过洗浴及药物熏蒸达到治疗疾病的目的。足浴方法简单，疗效可靠，可减少药物对肝肠的刺激和肝胃对药物的破坏，有利发挥治疗作用。

遗尿配方

用药：川断、狗脊、女贞子各 30 克，党参、茯苓各 20 克，甘草 5 克。

用法：水煎足浴，每晚 1 次，每日 1 剂，连续 5～7 天。

又：用连须葱白 30 克、硫黄 30 克，共捣如泥，外敷于脐部、足心。纱布固定 8～10 小时，每晚睡前换 1 剂。

肾炎配方

用药：淡竹叶、白茅根、泽泻各 30 克。

用法：水煎足浴，每日 2 次，每 1 剂，连续 1～2 周。

发热配方

用药：香薷、苏叶、荆芥、防风、藿香各 15 克，菊花、葱豉、生姜各 30 克，豆卷 20 克,连翘 10 克。

用法:上药共煎水取汁约 2000 毫升,将患儿双足放入,待温度适可时足浴,首次加药液于小儿踝关节上下,再加食醋 50 毫升,以后每隔 10 ～ 15 分钟加药液 1 次,每次约 200 毫升,直至药液浸没小腿肚,浸 40 ～ 60 分钟,每日 1 次,连续 3 ～ 5 天。

流涎配方

用药:明矾 15 ～ 20 克。

用法:将明矾研为细末,先以开水化开. 再加适量的温水,使水温保持在 38 ～ 40℃,水量以浸没足背为宜,每日 1 次,连续 2 ～ 3 次即可。

腹泻配方

对肠炎腹泻,可用草苁蓉 40 ～ 50 克,煎煮半小时取药液足浴,每日 1 次,连续 3 ～ 5 天即可。

对消化不良性腹泻,可取艾叶 50 克,白胡椒、透骨草各 25 克,水煎取汁足浴,每日 3 次,连续 3 天。

婴幼儿腹泻,可取银杏叶 100 克,水煎足浴,每日 2 次,连续 3 天。

小儿腹泻伴呕吐者,可取无花果叶 3 ～ 5 片,水煎足浴,每日 1 次,连续 2 ～ 3 次即可。

便秘配方

用药:大黄或番泻叶 15 克。

用法:水煎足浴,每次 15 ～ 20 分钟,每日 2 次,一般用药 1 天即可使大便通畅。

痢疾辅助治疗配方

用药:新鲜葎草 500 克,苦参 50 克。

用法:水煎足浴,早、晚各 1 次,连续 1 ～ 2 周。

腹痛配方

用药:木香、吴茱萸、生姜各 15 克。

用法:水煎足浴,每日 2 次,每日 1 剂,可同时取药渣布包热熨腹部 10 ～ 20 分钟。